РАК ПОБЕЖДЕН

Е. А. Лаппо

ЛЕЧЕНИЕ РАКА

Новые перспективы

Москва — Санкт-Петербург
«ДИЛЯ»

УДК 616-006.6
ББК 28.703
Л 24

Данная книга не является учебником по медицине, все рекомендации, приведенные в ней, следует использовать только после согласования с лечащим врачом.

Лаппо Е. А.

Л 24 Лечение рака. Новые перспективы. — СПб.: «Издательство «ДИЛЯ», 2016. — 112 с.

ISBN 978-5-88503-904-8

Проблема, связанная с раком и другими онкологическими заболеваниями, актуальна в наши дни как никогда. Все больше людей сталкиваются с этой серьезной болезнью сами или переживают за своих родных. К сожалению, традиционные подходы к лечению рака нередко не дают результата. Но нельзя опускать руки. Познакомившись с уникальной методикой борьбы с раком, разработанной ведущими специалистами Центра «Долголетие», каждый сможет помочь себе и своим близким. И не надо дожидаться появления настораживающих симптомов — ведь можно, выполняя данные в книге рекомендации, предотвратить возникновение грозного недуга.

Подробно описанная в книге методика помогает и в лечении множества других заболеваний, продлевает жизнь и повышает ее качество.

ISBN 978-5-88503-904-8

ОТ АВТОРА

К написанию этой книги меня подтолкнули, мало сказать, неприятные, — трагические обстоятельства! Мне пришлось стать очевидцем нескольких смертей от рака молодых мужчин и женщин, которым, ввиду их слишком позднего обращения в наш Центр «Долголетие», никто не смог помочь. Им не помогли доктора государственных лечебных учреждений — лечение там оказалось абсолютно неэффективным. Более того, их лечение было попросту неправильным! В витебский Центр «Долголетие» эти люди поступили уже в безнадежном состоянии.

Я расскажу вам о мрачной и шокирующей статистике, цифры которой лучше всяких слов свидетельствуют о тревожности ситуации в сфере здравоохранения. К сожалению, вы увидите, что лечение раковых заболеваний представляет собой большую проблему даже в экономически развитых странах, где онкологическая ситуация также складывается не самым лучшим образом.

Вы узнаете о высокой ценности и нужности самообразования. Вам предстоит испытать удивление, когда вы поймете, что страшный и пугающий всех рак не такой уж и грозный! Мы поговорим с вами о главных причинах развития раковых заболеваний. Также я проинформирую вас о Центре

«Долголетие», современном методе лечения рака, способах профилактики онкологических заболеваний и защиты организма от рака в целом.

Наш уникальный метод лечения онкологических и целого ряда сложных системных заболеваний, вне сомнений, окажет вам неоценимую помощь как в борьбе с недугами, так и в профилактике столь опасных заболеваний. Хочу особо подчеркнуть, что все приведенные в книге рекомендации могут быть полезны и людям пожилого возраста! Мы глубоко убеждены в том, что в основе лечения каждого пациента может лежать только индивидуальный подход. Одного универсального решения или пути в искусстве исцеления от рака никогда не было, и быть не может! Не потому ли Центр «Долголетие» не обходят стороной и те пациенты, для которых лечение рака является их непосредственной работой! Это врачи-онкологи. Даже специалисты данного профиля стремятся попасть в Витебск из самых разных стран, чтобы лечиться с использованием одного из уникальных и при этом доступных методов современности!

С уважением,
руководитель Центра «Долголетие»
Евгений Алексеевич ЛАППО

Глава 1

НАШИ ПРОБЛЕМЫ И ДОСТИЖЕНИЯ В ИЗУЧЕНИИ РАКА

Тревожная статистика, радужные перспективы. Теория возникновения рака

Статистика такова: смертность от рака устойчиво занимает 2-е место, уступая в этой гонке лишь смертности, связанной с болезнями сердечно-сосудистой системы — инсультами и инфарктами.

По данным мировой статистики, 17–25% общего числа смертей приходится на рак. И такая ситуация сохраняется не только в Республике Беларусь, но и на территории Нечерноземья. Россия теряет до 6 млн граждан, ежегодно умирающих от рака и других опасных заболеваний.

Рак, как заболевание, известен человечеству уже более 2000 лет. На латинском языке название болезни звучит и пишется так же, как и название знакомого многим членистоногого — речного или озерного рака. Но, в отличие от вкусных, после приготовления, раков, раковые болезни носят совсем другой характер. Наоборот, рак — одна из страшнейших болезней, являющаяся бичом всего рода людского.

Активное изучение онкологических заболеваний началось сравнительно недавно — около 300 лет назад. Многие ученые посвятили исследованию рака свои жизни. Специалисты продолжают свой упорный труд и в наши дни, чтобы в мельчайших деталях узнать природу рака, понять причины его появления в человеческом организме. Но человек внимательно изучал лишь себе подобного — человека. На растительный и животный мир мы всегда обращали гораздо меньше внимания.

Раковые болезни уносят в мир иной примерно 25% населения во всех странах! Ежегодно. Эта цифра скрывает за собой миллионы умерших от рака людей. В большинстве стран нет и намека на улучшение онкологической ситуации! Само слово «рак» приводит любого человека в трепет.

В Республике Беларусь посмертный диагноз «рак» получили, в частности, два министра здравоохранения! И это в то время, когда информация об излечимости рака уже фигурировала в СМИ! Природа раковых заболеваний была расшифрована более 40 лет назад. И в Республике Беларусь, и в России.

На начальном этапе раковые явления изучались на животных и растительных организмах биологами и садоводами-агрономами. Немногим позже разработанный метод лечения был применен в терапии онкозаболеваний человека. К величайшему сожалению, эту важнейшую информацию официальная медицина продолжает замалчивать, несмотря на тот факт, что из 1 млн умерших в Республике

Беларусь (за последние 10 лет) 250 тыс. человек умерли от рака, из них — 5,5% детей (а это около 13,75 тыс.!). Вдумайтесь в эти цифры! Только в связи с одной болезнью, раком, средняя продолжительность жизни населения сократилась на 18 лет. Представленные цифры — официальная медицинская статистика. Умножив 18 на количество проживающих в Беларуси людей, можно подсчитать, скольких лет жизни мы лишаем белорусский народ в целом, только в одной небольшой республике. Это же фантастическая цифра — 18 000 000 лет!

Теперь рассмотрим ситуацию в России. Для аналогичного подсчета возьмем усредненную цифру — 150 000 000 человек, проживающих на территории РФ. Не секрет, что истинный процент смертности от рака многие регионы скрывают, но в среднем это те же 25%. Таким образом, по России мы получаем 37,5 млн смертей от рака (причем 2,0625 млн — умершие дети!). То есть россияне не доживают около 270 000 000 000 суммарных лет.

Мы не будем подробно рассматривать мировую статистику онкозаболеваний. Это страшно! Это впечатляет! Так почему же многие страны Европы (Беларусь и Россия в том числе) настолько отчаянно борются не с болезнью, а со своими гражданами, позволяя им умирать от рака?! На этот вопрос есть 2 варианта ответа: 1) Чем больше больных, тем больше объемы продажи лекарств. К тому же, в отсутствие пациентов доктора остаются без работы! 2) Жизнь человека обесценена! Здоровый человек нужен только его семье, но не государству.

Такова система, и изменять ее пока никто не собирается.

Но вернемся к теории возникновения рака. Причин его появления очень много, их десятки. Большинство специалистов, изучавших рак и писавших о нем статьи, сошли в могилу от него же, так и не узнав всей правды. Почему же официальная медицина 40 лет игнорирует достижения в лечении опасного заболевания? Ответ уже дан в предыдущем абзаце...

Еще 40 лет назад мы не знали, что такое сотовый телефон и для чего он нужен, — сегодня такие телефоны имеются у каждого второго. Мы не можем увидеть электромагнитные волны, но знаем, что они существуют. Точно так же дело обстоит и в науке, изучающей тело человека: невозможно дотронуться до его биополя, или ауры, энергополя, эфирного тела, или души, наконец (называйте все это, как угодно!), но уже есть приборы, которыми все это наблюдается, измеряется и фотографируется. Не считаться с существованием такого рода явлений не осмелится, пожалуй, никто. Одними из первых это признали священники. Они предложили лечить сначала душу, и только потом — тело. И оказались правы.

Известно, что первая раковая клетка может возникнуть в организме за несколько месяцев (а то и лет!) до ее проявления на рентгеновских снимках. Важно то, что каждую из 300 видов раковых клеток объединяет одно общее свойство — они способны к жизни лишь в кислой среде (pH = 5,55 или ниже). То есть основной причиной возникновения раковых заболеваний является постоянное снижение водородного показателя всех жидкостей организма и выдыхаемого воздуха до критических величин! Это говорит о том, что показатель кислотно-щелочного баланса pH жидких сред организма и выдыхаемого человеком воздуха играет ключевую роль в возникновении онкологических заболеваний и сопротивлении по отношению к ним. И если этот показатель не привести экстренно в норму, раковая клетка продолжит свой рост и скажет вам только «спасибо». С момента возникновения онкологического процесса до смерти заболевшего в среднем проходит всего 26 месяцев.

На I стадии заболевания «толщина» ауры человека составляет примерно 16 см. Ко времени IV стадии аура онкологического больного уменьшается до совпадения с границами контуров человека, а затем исчезает. Данный факт говорит о том, что душа покидает тело заболевшего и этот процесс уже необратим. Снимки различных онкологических образований, выполненные специальной аппаратурой, с высокой точностью указывают на места «повреждения» ауры, дают представление о ее негативных изменениях. Это является прямым свидетельством возникновения очага рака.

На I–III стадиях своего развития раковая опухоль находится в кислой бескислородной среде. На IV стадии она делается гораздо более прожорливой и требует большего количества глюкозы, холестерина, а также кислорода. Когда питательного материала становится недостаточно, раковое образование «съедает» всего человека, начиная с его жировых отложений. При этом умирающий от рака испытывает мучительные предсмертные боли.

Условия образования раковой клетки, к слову сказать, имеют сходство с условиями формирования пола будущего ребенка. Оба этих процесса связаны с уровнем pH-показателя человеческого организма (рис. 1).

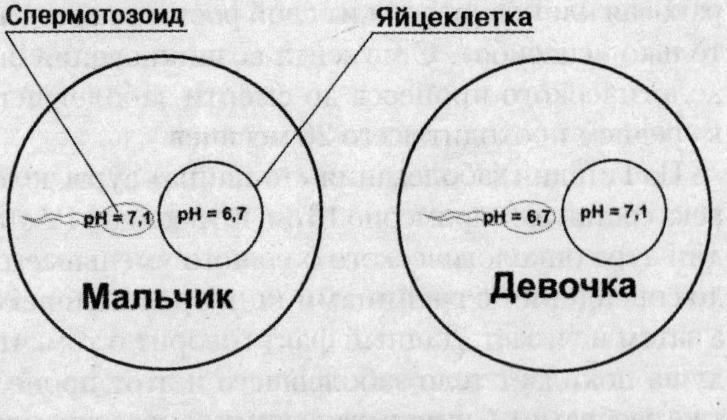

Рис. 1. Пол ребенка и водородный показатель

В результате слияния сперматозоида и яйцеклетки первоначально возникает эфирное тело, аура, по образу которых и формируется тело ребенка. При этом происходит передача ребенку всей генетической информации от обоих родителей, а также их предыдущих поколений. В процессе зачатия ключевую роль играет водородный показатель pH. Именно он оказывает непосредственное влияние на пол будущего ребенка. Об этой роли pH-показателя в жизни человека вы сможете прочесть далее в материале «Мальчик или девочка?»

Реальность такова: pH-показатель сопровождает человека на протяжении всей его жизни, начиная с момента зарождения человеческой жизни и до ее окончания.

Рак многолик. В течение 40 лет работы специалистам нашего Центра «Долголетие» приходилось иметь дело с 282 разновидностями раковых образований. Средняя продолжительность течения этого заболевания в организме человека — 26 месяцев. Рак растений продолжается несколько меньше — в среднем около 24 месяцев.

В связи с неуклонным ростом числа случаев заболеваний раком среди населения я хотел бы отдельно отметить, что наступило время для создания национальной противораковой программы! Государству необходимо вкладывать средства не только в строительство новых больниц! Чрезвычайно большое значение в настоящее время обрело использование в образовании самых современных знаний, то есть обучение будущих специалистов, студентов медицинских вузов, новым эффективным методам лечения, повышение квалификации уже практикующих врачей и народных целителей. Простейшей защитой людей от рака являются, прежде всего, меры профилактики онкозаболеваний, а также эффективное, правильное и своевременное лечение заболевших.

Да, рак побежден! Но предстоит еще пройти нелегкий путь и проделать кропотливую работу для достижения единственной цели: принести в дар людям наши знания, спасти всех, кто в этом нуждается. Теперь рак — не приговор, и вы должны знать об этом! С помощью средств массовой информации мы можем говорить о способах эффективного лечения не только с теми, кто вынужден противостоять этой болезни в настоящем. Посредством СМИ мы можем заблаговременно обучать людей, которых эта беда еще не коснулась. О достижениях в лечении раковых заболеваний должны знать все люди.

В поисках pH-фактора

Более 300 лет люди ищут способы эффективной борьбы с опасным заболеванием. Рак — одна из тех болезней, которая при одном лишь ее упоминании вызывает у многих шок. Люди могут проживать в одинаковых условиях, есть одну и ту же пищу, пить воду из одного источника, дышать одним воздухом, однако кто-то заболевает, а кто-то нет. Врачи, наблюдающие весь процесс онкологического заболевания, — как при благополучном исходе, так и при летальном, — находятся в постоянном недоумении: один человек умирает, другой же выздоравливает при аналогичном лечении. К тому времени когда врачи обнаружили рак и у меня, я уже был знаком с Семенец Ганной Семеновной. Ганна Семеновна — моя соседка. Еще в 1905 г. она участвовала в революционных событиях в Москве. За свою революционную деятельность Ганна Семеновна была приговорена к семилетнему тюремному наказанию. Три года из этого срока заключения она провела в камере-одиночке! Несмотря на все жизненные трудности, эта женщина прожила 114 лет! С ней мы не раз обсуждали методы профилактики раковых заболеваний, но так как данная тема меня лично ранее не касалась, многие детали я попросту позабыл или упустил из виду.

При проработке вопроса, связанного с профилактикой и лечением рака, я пришел к выводу, что люди, в том числе знаменитые врачи, не учитывают какой-то неопределенный фактор, влияющий на человеческий организм в целом. И я стал искать.

По итогам проведенных мною лабораторных исследований я пришел к выводу, что наличие в пище микроэлементов, в первую очередь йода, бора, молибдена и кобальта, имеет большое значение. Я проводил опыты исходя из того, что богатая микроэлементами растительная пища защищает человека от рака. Анализируя течение болезни, я пытался понять, чего же еще все-таки недостает. Начались исследования простой питьевой воды, а также целого ряда лечебных вод. Я обнаружил, что карбонатная группа дает повышенную щелочную реакцию. А повышенная щелочная реакция, как оказалось, проявляется также при голодании. С целью усиления реакции организма я пил воду из Витебского источника (pH 9,12), богатую микроэлементами, и «живую» воду (pH 11,5). Недостатком Витебской воды является то, что хранится она всего 1,5–2 суток. Для увеличения длительности хранения я замораживал ее в темных 1,5-литровых полиэтиленовых бутылках. Результат оказался таков: свои качества вода сохраняет, но после размораживания на вторые сутки из нее уходит сероводород. То есть Витебскую воду пить можно и после размораживания, но в течение первых суток. Эта вода является лечебной водой санаторно-курортного типа.

Аура человека

При общем pH-показателе организма, равном 7,41, аура человека может достигать величины 1 м! Она имеет яйцевидную форму. Ее цвет варьируется, подобно цветам радуги. Со временем аура человека уменьшается в размерах. В тот момент когда pH-показатель организма достигает своего минимального значения (pH 5,41), аура уменьшается до габаритов нашего тела — и начинаются необратимые процессы. Когда человек умирает, мы говорим, что «душа покинула тело».

Мировая медицина всегда отрицала существование ауры и лечила не самого человека, а его отдельные органы. С изобретением необходимой аппаратуры медики изменили свой взгляд на болезнь. Были выполнены съемки ауры, зарегистрированы колебания и энерговолны, исходящие от отдельных органов и всего человека. Это заметно расширило возможности врачей. На фотоснимках ауры хорошо видны очаги заболеваний. Конечно, пока это дорогое удовольствие, так как не каждый может потратить на такой снимок около 50 евро!

Если на сегодняшний день в государственных лечебных учреждениях лечению поддается только 7,3% болезней, то уже в ближайшие 10 лет доля укрощенных заболеваний приблизится к 50%. Техника сделала в своем развитии большой рывок, врачи также будут вынуждены учиться новому.

Уже 20 лет Центр «Долголетие» работает над Славянской программой «250». Эта программа подарит людям невероятную, на первый взгляд, возможность. В связи с тем что pH-показатель человека имеет непосредственное влияние на его ауру, то есть высокий уровень pH в организме способен поддерживать ее, продолжительность жизни человека может возрасти до 200 лет и более. Для достижения главных целей этой программы мы используем разработки тибетских лам, индийских йогов, секреты китайской медицины, многие достижения других стран и народов.

Однако сохранить «здоровье» ауры — дело не такое уж и простое. Доктор медицинских наук И. П. Неумывакин самостоятельно разработал целую теорию по этому вопросу. Поврежденное биополе отрицательно сказывается на здоровье. Эту теорию в дальнейшем дополнила и развила группа ученых, работающих в области изучения космоса.

В утверждении из Ветхого Завета, согласно которому человек может жить очень долго, нет никакой ошибки. Долгожительство — это наука, которая еще только зарождается. Под этим подразумевается, что при определенном режиме питания и употребления воды показатель pH организма человека может не уменьшаться достаточно продолжительное время и поддерживать ауру в должном состоянии десятки лет. Если у вас есть свои соображения на данную тему, подключайтесь к обсуждению! Координационный центр по этим вопросам находится в г. Витебске. Я жду ваших писем по адресу Центра «Долголетие» или же ваших звонков по указанному в книге телефону.

Для того чтобы сохранить размеры ауры неизменными и продлить свою жизнь, человек должен позаботиться о поддержании высокого уровня рН-показателя в своем организме. Займитесь своим здоровьем. Посмотрите повнимательнее, что входит в ваш ежедневный рацион питания, что именно вы пьете. Не лишним будет отказаться от мясных и молочных блюд. Полностью откажитесь от питья водопроводной воды. В остальном следуйте рекомендациям и советам, которые я дам вам на страницах этой книги.

Предлагаю вашему вниманию примеры прикладного использования своих биоэнергетических знаний и способностей.

ПРИМЕР 1

Патогенные зоны

Один из моих знакомых, руководитель престижного института, как-то рассказал мне при встрече, что работники одного из отделов этого вуза подвержены аномальным по частоте недомоганиям, а двое сотрудников даже умерли... от рака. Когда я приехал в этот институт и проверил рабочее пространство, о котором велась речь, с помощью биорамок, оказалось, что столы, за которыми работали люди, находятся на пересечении линий патогенных зон. Причем в таких зонах располагалось 8 рабочих мест! Я попросил передвинуть эти столы в безопасную зону, метра на полтора. При встрече, примерно через год, мой приятель удивленно сообщил мне, что ничего подобного больше не происходило — коллеги по работе болеть перестали!

ПРИМЕР 2

Восстановление биоэнергетического потенциала

В Москве я получил предложение провести исследование моих биоэнергетических способностей, выяснить величину и силу моего биополя. Я дал свое согласие.

Мое биополе оказалось небольшим. Но когда мне на руку надели амулет из янтаря, биополе возросло по силе и размерам в 6 раз. Это наблюдавшееся нами увеличение биополя, разумеется, было вызвано искусственным путем. Однако не считаться с подобным эффектом и игнорировать его нельзя!

Возникает вопрос: можем ли мы, не прибегая к помощи каких-либо вспомогательных средств, увеличить силу естественного энергополя, повысить биоэнергетический потенциал?

Рассмотрим следующую ситуацию. Как правило, городские жители, по роду своей службы или в силу сложившейся привычки, злоупотребляют работой на персональных компьютерах. Данная категория людей стала пополнять ряды страдающих от онкозаболеваний. Повысилась их смертность. Для того чтобы снять негативную энергоинформацию, полученную вами при работе с подобной техникой, вы можете сделать следующее. Ничего нет проще, чем взяться одной рукой за батарею или сушилку для полотенец (допустим, при мытье рук). Вы восстановитесь в течение минуты!

Естественное восстановление вашего биоэнергетического потенциала должно происходить непрерывно. Бесспорно, большим подспорьем в этом вам послужит разумный образ жизни. Просто необходимо придерживаться правильного режима питания и питья:

1. Практикуйте использование лечебно-профилактических голоданий, проводите разгрузочные дни, соблюдайте посты.

2. Употребляйте пищу растительного происхождения. От ее количества и качества зависит величина вашего биополя, ауры. Чем больше растительной пищи в вашем рационе, тем сильнее будет ваша аура.

3. Избегайте использования водопроводной воды. Пейте любые щелочные воды, «живую» воду из активатора, используйте для питья состав «Долголетие».

Биополе большинства онкобольных при правильно проводимом лечении начинает восстанавливаться на 3–5-й день. Но причину возникновения ракового заболевания (а их около 300!) выяснять необходимо в любом случае.

Глава 2
МОЯ СУДЬБА: САМ СЕБЕ ДОКТОР

Предсказания цыганки

Кто из нас не задумывается о будущем, о своей судьбе, о судьбе близких, о жизни без болезней, долголетии? Многие из нас, для того чтобы заглянуть в грядущее, обращаются к гадалкам, предсказателям, шаманам и т. п. Насколько это научно, кто знает? Но в этом, несомненно, что-то есть. Как это доказать, как проверить? Данный вопрос интересует практически всех, и меня в частности. Прочитав об отдельно взятом эпизоде из моей жизни, вы невольно придете к выводу, что существует некая незримая связь между темой нашего разговора и самой жизнью...

Расскажу о следующем необычном эпизоде моей жизни. В Москве в парке имени М. Горького мне повстречалась цыганка. Молодая. На первый взгляд ей было 28–29 лет. Шел я тогда со своей девушкой. Эта цыганка подошла к нам и сказала: «Давайте я вам погадаю». Я даю ей рубль (примерно 1 доллар в наши дни) и на ушко говорю: «Топай отсюда!» Но она-то понимает, что у офицеров деньги есть, и прибавляет: «Я тебе скажу о том, чего ты не знаешь! Нужен еще рубль!» Отвечаю: «Говори!» Цыганка увидела еще один рубль и начала: «В детстве тебя спас от верной смерти родственник или сосед, вторично тебя спас иностранец. В 15 лет тебя спасло животное. В 21 год тебя спасла твоя выдержка. В 49 лет ты будешь умирать от болезни, которая неизлечима, но тебе окажет поддержку столетняя женщина. У тебя будет пятеро детей: трое от синеглазой, двое от кареглазой». Я отдал ей второй рубль. А девушка, та, что шла со мной, спросила: «У тебя есть еще рубль?» Рубль был, и цыганка проговорила уже девушке: «У тебя будет трое детей». На этом мы расстались, как с одной, так и с другой.

Я стал обдумывать сказанное цыганкой. Откуда ей было знать, что в детстве меня спас от смерти сосед Павел, когда меня, совсем еще мальчишку, вели на расстрел?! Откуда ей стало известно, что немец Курт выбил автомат у другого немца, у которого я украл 4 ручные гранаты для своего дядьки-партизана Федора?! В 15 лет я попал на реке в такой мощный водоворот, из которого не выбраться и отличному пловцу, но пес Тузик бросился в воду и помог мне добраться до берега! Под железнодорожной станцией Тихорецкая (на Кубани) прямо на рельсах внезапно заглох двигатель моего бензовоза. Стартер машины частенько отказывал, и двигатель не заводился. И когда я увидел быстро приближающийся скоростной поезд, убегать было уже поздно: сам погибну, а взрыв машины мог привести к крушению пассажирского поезда! Я не спеша повернул ключ, и стартер сработал... Всего

15 см (!) отделяли машину от несущегося на скорости состава, когда мой бензовоз все-таки съехал с железнодорожного пути.

В 49 лет у меня обнаружили рак. Заболевание, по тем временам, неизлечимое. Операция ничего не дала, и моя соседка, Ганна Семенец, которой действительно было 100 лет, подсказала мне: «Ты лечишь рак яблонь, груш и животных — так перенеси этот метод на себя, на человеческий организм! Природа едина!» Я последовал ее совету и сделал это!

Правду ли сказала цыганка о моих детях? Старшей дочери исполнилось уже 19 лет, сыну 17, и детей жена рожать больше не собиралась. Но цыганка-то пророчила мне троих! Жена шутила: «И где же твои пятеро?» И я, так же в шутку, возьми и скажи: «Они у меня на соседней улице, я им конфеты покупаю и по головке глажу». Случилось так, что через полгода моя жена заболела. Диагноз — белокровие. Узнали об этом с большим опозданием, и, по словам врачей, никакой надежды не оставалось. Я забрал жену из больницы и... вылечил ее по разработанному мною методу. Уже через полтора месяца она ходила на работу! Медленно, но верно я пришел к пониманию того, что для закрепления стабильного состояния ей необходимо забеременеть. Причина такой необходимости заключается в том, что беременность повышает водородный показатель женщины в первые месяцы до 7,3 единицы. То есть происходит восстановление организма в целом. Ребенок сыграл свою добрую роль в жизни моей жены! Жена родила и прожила еще 23 года. Умерла она от склероза мозга.

А трое детей у меня все-таки есть! Третьим родился, конечно, мальчик! Вы помните мои слова о том, что, определив pH мужчины и женщины, можно заранее планировать рождение либо мальчика, либо девочки? Повторю, что если ко времени зачатия водородный показатель у мужчины выше, чем у женщины — ждите мальчика! А где те двое, от кареглазой? — спросите вы. Думаю, что об этом может знать лишь кто-то из моих знакомых... среди кареглазых женщин!

Как видите, предсказания моего будущего цыганкой сбылись в полной мере, и не без помощи разработанного мною метода лечения раковых заболеваний.

Герберт Шелтон и его «Секреты здоровья». Юстина Гласс

После пережитой аварии у меня появился целый «букет» болезней, и мне самому пришлось искать пути для своего спасения.

Я прочел большое количество литературы, в том числе зарубежной. В частности, познакомился с методом лечения раковых заболеваний американского врача Герберта Шелтона, прочел серию его книг «Секреты здоровья».

Более 60 лет назад знаменитый Герберт Шелтон объявил миру, что можно задержать рост и развитие рака, что можно уничтожить его даже на IV стадии! Да, никто не отрицает, что его метод лечения был жестким. Но такой подход к делу спас от верной смерти тысячи людей, спас всех тех, кто поверил ему и полностью принял его методику лечения.

Шелтон посвятил лечению раковых заболеваний всю свою жизнь. Он спас более тысячи человек, возвращал к жизни безнадежнейших больных. Дожил до 100 лет и сам. Несомненно, этот метод лечения рака — действенный и эффективный, но я не увидел в его работах теоретического обоснования данного метода лечения. Другими словами, физического смысла процессов, происходящих в организме человека в определенные промежутки времени, по нашему мнению, он так и не понял. Мы не можем осуждать его за это. Времени с тех пор прошло немало, да и врачей, тех, кто смог бы вникнуть в сущность его метода, как не было, так и нет. А ключом к разгадке тайны является все тот же водородный показатель! Фактор изменения кислотно-щелочного баланса среды организма не подвергался масштабному изучению ни в Америке, ни в России, ни в каких бы то ни было других странах. Народная медицина, в том числе медицина восточная, отмечает, что в организме действительно происходят изменения кислотно-щелочной реакции. Но кто бы мог сказать, каков механизм влияния этих изменений на организм? К какому результату они приводят и почему?

Мой ответ на этот важный вопрос звучит следующим образом: «Кислотно-щелочной баланс имеет непосредственное влияние на состояние иммунной системы организма». Это аксиома.

По существу, природа возникновения рака вписывается в общую теорию долголетия, разработанную еще 70 лет назад английским врачом Юстиной Гласс. Результаты проведенных Гласс исследований также подтвердили, что раковая клетка появляется и начинает свой рост при снижении pH до 5,55. То есть только кислая среда создает условия для питания и роста раковой опухоли! Гласс графически отобразила момент, когда в человеческом организме начинаются необратимые процессы. Таким образом, в своей работе мы используем не только древнюю методику атлантов, но и разработки Юстины Гласс.

Моя история исцеления от рака

Как контролировать общее состояние человека, какого временного режима придерживаться при лечении, как определять наступление выздоровления?.. Какой режим соблюдать в принципе? Ответа ни на один из этих вопросов не находили ни я лично, ни сотрудники Центра «Долголетие». И дело в том, что их не дает ни один из существующих в наши дни источников. Я изложу в этой книге общие ответы на некоторые важные вопросы, но сначала опишу, что произошло со мной, когда я сам заболел раком.

По роду своей работы я имею дело с различными химическими реактивами — дустом, нафталином и др., и, видно, по неосторожности, один из этих препаратов попал мне на лобную часть головы справа, на границе с волосяным покровом.

Я не смыл вещество сразу, и спустя несколько месяцев на этом месте появилось уплотнение, которое стало увеличиваться и разрастаться. Врачи определили, что уплотнение имеет онкологический характер, и предложили мне операцию.

К тому времени мне было известно, что при неудачном исходе операции рост опухоли возобновится и станет еще более активным. Хирург настоял на срочной операции. Отзывы об этом хирурге были самые положительные, как со стороны прооперированных больных, так и со стороны его коллег, и я дал свое согласие. Операция прошла, по заключению хирурга, успешно. Но послеоперационная рана долго не заживала. Прошло 3,5 месяца, рост опухоли действительно стал более быстрым, и она увеличилась в размере в 7–8 раз. Я стал анализировать допущенные нами ошибки. Моя ошибка заключалась в том, что я дал согласие на операцию без подготовки себя и своего организма. То есть операцию провели в тот момент, когда среда в моем организме была кислой (даже не нейтральной!). Я поговорил об этом со своим хирургом. Он был достаточно опытным специалистом, в возрасте около 45 лет. Но он ответил: «Не усложняй свою жизнь, ерунда все это». Из дальнейших встреч и бесед с ним, а также с другими докторами я понял, что ни один из них не знаком с изменением реакции организма человека. Нет у них ни приборов, ни реактивов для того, чтобы ее определять. Конечно, это была не их вина, врачей этому не учили. Подобная теория требует глобальной подготовки всего человеческого общества, и врачей прежде всего. Медицина в таком случае смогла бы спасти миллионы жизней.

Начался послеоперационный рост опухоли, и состояние мое было более чем угнетенным. Прежде всего я винил себя. Теоретически верно зная, что поступаю неправильно, я поддался уговорам и согласился на оперативное вмешательство. Но что было теперь делать? Только искать выход.

И тут я вспомнил о Ганне Семенец, ее установках. Я провел несколько профилактических голоданий — двое суток без пищи. Делаю анализы слюны, мочи, крови — а реакция кислая! Это меня настораживает. Почему так? Даже к концу вторых суток реакция слегка приближается к нейтральной. С целью увеличения щелочной реакции я решил попить «живой» воды. К тому времени мой прибор, который имелся в доме, кто-то из детей успел разукомплектовать.

Я поехал к источнику Витебской лечебной воды. Я еще не знал полного состава этой воды, но решил попробовать. В ней много микроэлементов и pH 9,12. Следует сказать, что первое время запах сероводорода неприятен, но со временем привыкаешь. Эту воду я принимал за 50 мин до еды по 150–170 мл. К тому же, я полностью перешел на растительную пищу. В субботу отправился за свежей водой. В воскресенье только пообедал, а в понедельник и вторник провел профилактическое голодание. Во вторник утром я проверил мочу и слюну: pH слюны — 7,5, мочи — 7,3. Очень обрадовался: среда моего организма постепенно менялась. В среду утром я вышел из профилактического голодания, выпил настой столовой красной свеклы (1,5 стакана) и через 40 мин съел овощной салат с растительным маслом.

Наступила пятница — банный день. После бани решил проверить, какие изменения произошли в моем организме: pH слюны — 7,4, мочи — 7,2. Парился я как обычно: 1 раз прогрелся и 4 раза попарился. И это после предупреждения врачей — никаких прогреваний! А я и так после операции не ходил в парную почти 2 месяца. В нашей бане есть весы, и я взвешиваюсь — до прихода в парилку и после нее. Обычно после 4 раз в парилке я теряю в весе 600–700 г, так как выходит пот. А если я провожу профилактическое голодание в среду и четверг, то теряю в парилке уже меньше — 300–400 г. Следовательно, сам процесс голодания на мой организм влияет, поскольку в этом случае столько пота уже не выходит.

Целый месяц пью воду, провожу профилактические голодания, делаю анализы, удерживаю организм в щелочной среде — колебания незначительные, PH изменяется в пределах 0,3–0,4. Опухоль, разумеется, также наблюдаю, прощупываю, а изменений — вроде никаких! Но... как будто бы пошли мелкие морщинки.

При встрече со своим другом прошу его помощи (я вылечил его несколько лет назад от язвы желудка). Он дал мне свое согласие. В последнюю неделю профилактическое голодание я провел 2 раза: воскресенье — понедельник, среда — четверг. Вспомнил я также еще об одном средстве. В детстве после войны не было лекарств, и моя мать (а потом и я сам) при всяких новых образованиях на коже применяла чистотел (его желтый сок). Это помогало всегда. Вот и я запасся свежим чистотелом, промыв его в светло-розовом растворе марганцевого калия. Затем мы с другом отправились в баню.

На этот раз я смог попариться только 3 раза. Далее я проинструктировал друга, объяснил, что нужно делать. А вопрос заключался в следующем: если хирург просто разрезал и удалил под местным наркозом все лишнее, то сейчас, насколько это было возможно, я скрутил рукой основание опухоли-нароста, а друг лезвием бритвы удалил ее в указанном мною месте. Пошла кровь, я приложил к ране разрезанный пополам чистотел с соком. Так и держал его. Затем как-то оделся и вернулся домой.

Кровотечение прекратилось. Дома я подготовил еще одну порцию чистотела, прилег и выдавил его сок на место удаленной мною опухоли. Рана затянулась на 5-й день! Через неделю корочка отвалилась, и на этом месте остался только белый след. Прошло 20 лет — от опухоли не осталось и следа!

Глава 3
НАШИ ГЛАВНЫЕ ПОМОЩНИКИ

О пользе голодания. Сделайте себе подарок!

В литературе много пишется о пользе лечебного голодания.

Так, у атлантов имелся ритуал: 1 раз в год они голодали в течение 40 дней, таким образом регулярно очищая свою кровеносную систему от избыточного количества холестерина. В возрасте 28 лет Иисус Христос также проголодал 40 дней (это говорит о том, что лечебное голодание можно практиковать с 28-летнего возраста). Каждое 72-часовое голодание в неделю дает вам возможность продлить срок своей жизни на 3 месяца. Если сложить эти приобретенные вами «дополнительные» годы, в итоге мы получим более 35 лет (1/3 жизни). Яркими представителями приверженцев голодания в наше время являются Поль Брэгг, Герберт Шелтон, Юстина Гласс. Среди наших соотечественников это Порфирий Иванов и Ганна Семенец.

Многие врачи о голодании и слышать не желают. Эта процедура рассматривается ими как нечто сверхобременительное и даже небезвредное. Кроме всего прочего, длительный отказ от пищи внушает страх и самим больным. Но не стоит забывать о том, что голодание значительно повышает водородный показатель pH во всем организме. Вы можете быть совершенно уверены в том, что в возрасте 40 лет человек без всякого вреда для своего здоровья способен обойтись без пищи до 40 дней.

Разумеется, длительное голодание могут выдержать единицы. Кстати, рекорд по продолжительности голодания принадлежит защитнику Брестской крепости в 1941 г. Петру Михайловичу Гаврилову. Он не ел и не пил в течение 32 дней, день и ночь сражаясь с наседавшими на крепость фашистами, пока его не контузило.

Но даже авторы книг на тему голодания (как зарубежные, так и наши, отечественные) не смогли дать должного теоретического обоснования тому, что является главной причиной происходящих в организме положительных сдвигов.

В свете обсуждаемой нами темы я предлагаю вам свое краткое пояснение. Голодание дает замечательную возможность повысить водородный показатель. При голодании в организме образуется атомарный кислород, который имеет свойство очищать все клетки тела. После 12 ч, проведенных без пищи, наблюдается повышение pH-показателя слюны, через 18 ч повышается pH мочи. Через 23 ч повышается водородный показатель крови и через 48 ч — pH выдыхаемого нами воздуха. Таким образом, через 48 ч улучшаются показатели кислотно-щелочного баланса всего организма, происходит подавление воспалительных процессов в любом его месте, начинается гибель многих микроорганизмов и паразитов. После 9-суточного голодания, например, гибнут палочки Коха, возбудители некоторых венерических заболеваний. Так не стоит ли сделать такой подарок самим себе?

Конечно, при голодании погибают не все паразиты. Помимо использования процедуры голодания требуется также обращение к лекарственным средствам. Например, наибольшую опасность из возможных паразитов в организме человека представляет так называемый смертник. Этот мельчайший паразит, длиной около 3,5 мм, диаметром 0,3 мм, питается глюкозой и холестерином при сниженном водородном показателе. Он способен повреждать мочеполовую систему мужчин и женщин. При попадании в сосуды головного мозга «смертник» может стать причиной микроинсультов и инсультов. Продолжительность жизни этого паразита — около 4 лет.

Комплексное применение нашей системы позволяет бороться, помимо рака, со многими тяжелыми заболеваниями.

Для тех, кто захочет серьезно задуматься о голодании, поясняю: в первые 48 ч повышается водородный показатель слюны, мочи, а если продолжить голодание, повышается водородный показатель крови и выдыхаемого воздуха. Я, правда, больше 4,5 суток голодать не могу. Надо помнить: только одним регулярным голоданием можно себе добавить столько лет жизни, сколько регулярно ты голодал без ущерба для своего здоровья.

В рамках рассмотрения показателя pH приведу самый простой пример. Волк, поскольку он хищник, питается мясом, для переработки которого требуется кислота. Его кишечник короток, но для переработки пищи этого вполне достаточно. И в норме водородный показатель этого хищника равен 2,5–3,5. Это наглядный пример того, что при переработке мясных блюд pH снижается в несколько раз. Травоядная же лошадь ест овес, сено, различные травы и т. п. Для переработки такого рода пищи ей необходима щелочь, и длина ее кишечника в 12 раз превышает ее рост. Соответственно, показатель pH организма лошади в среднем равен 13–14.

А для современного человека характерен смешанный тип питания, что и отражается на его уровне pH — 7,41–5,41. Хотя, с эволюционной точки зрения, кишечник человека предназначен все же для переработки растительной пищи. Его длина превышает рост человека в несколько раз. Но мы едим практически все, рассчитывая при этом на долгую жизнь. В этом и кроется главная причина возникновения всех проблем человека со здоровьем — мы непрерывно снижаем уровень кислотно-щелочного баланса нашего организма практически до минимума! К такому категоричному заключению мы пришли при анализе итогов наших многолетних наблюдений.

Существует также определенная тенденция: чем старше человек, тем ниже его водородный показатель. Уже к 45 годам уровень pH человека снижается до 6 единиц и ниже, что и приводит к появлению болезней, не наблюдавшихся в молодом возрасте. В первую очередь страдают стенки артерий, вен, капилляров, на которых оседает холестерин. Запас микроэлементов в организме, в первую очередь кремния, йода, молибдена, железа, кобальта и селена, в этом возрасте также истощен. И дело здесь в том, что человеческий организм содержит от 930 до 1150 г микроэлементов, которые используются в равной мере. В молодости кремний может быть использован, «прокручен», организмом до 8 раз, а в старости — только 3 раза, не более. Железо используется молодым организмом 1,2 раза, а в старости — лишь 0,85 раза. То есть его постоянно не хватает! Йод повторно вообще не используется. Зная об этом, можно стабилизировать поступление жизненно важных микроэлементов с пищей. Микроэлементы оказывают непосредственное влияние на водородный показатель. Они его увеличивают. Но, к сожалению, разъяснительная работа по этому вопросу не ведется.

Очищение организма — это важно!

Один из важнейших пунктов заботы о собственном здоровье — очищение организма, выведение из него различных шлаков и вредных веществ, поступающих из окружающей среды. Это правило необходимо соблюдать людям всего мира, независимо от национальности или возраста.

Застойные явления в кишечнике являются одной из бесспорных причин возникновения онкозаболеваний. И потому, помимо других мер профилактики, мы нуждаемся, например, в очистке кишечника и печени.

В полосе нечерноземной зоны (в которую входит и Беларусь) насчитывается от 150 до 300 видов всевозможных паразитов, которые снижают уровень pH-показателя. Не менее разрушительным для здоровья, вследствие вреда, причиняемого паразитами, является и ослабление ауры человека. Специалистами хорошо изучено лишь 26 видов из всего числа известных нам паразитов. Необходимо продолжить научную работу по исследованию этих оставшихся и плохо изученных видов, добиться успехов в борьбе с данным видом заболеваний.

Для профилактики и лечения приемлем любой вид очистки организма. На эту тему издано множество книг и брошюр, в которых вашему вниманию предлагается немало различных советов и рекомендаций.

Не забывайте о том, что 98,5% населения всего мира заражено паразитами. И не удивительно, что столь масштабное их распространение среди людей приводит к высокому уровню заболеваемости. В свою очередь, интоксикации и общее ослабление организма могут привести и к возникновению ракового заболевания. Об этом факте неумолимо свидетельствует современная медицинская статистика.

Баня и сауна. «Сапоги долголетия»

Кратковременные температурные перепады окружающей среды (контрастный душ, баня) отлично повышают тонус, обеспечивают тренировку многих систем организма.

Посещение бани способствует повышенному потоотделению. Вместе с потом через потовые железы выходит большое количество вредных веществ, так называемых шлаков. Уменьшается также уровень холестерина в крови. Считается, что продолжительность жизни любителей бани, посещающих парную регулярно, увеличивается на 9–10 лет. Повышается и качество самой жизни! Вы будете меньше болеть или укрепите свой организм настолько, что перестанете болеть вовсе!

Аналогичное действие оказывают и «Сапоги долголетия», но я должен обратить ваше внимание на то, что эффективность их использования в 3 раза выше. Вы получите великолепный результат! Признаться, лично я не могу выдержать использования «сапог долголетия» в режиме III более 7–8 мин.

Вы также наверняка согласитесь со мной, что неплохо было бы построить на дачном участке русскую печь с лежанкой для прогрева спины.

Спорт и физические нагрузки

Научно доказано, что физические нагрузки увеличивают pH-показатель, благоприятно воздействуют на организм в целом. Немаловажным здесь является очищение всей кровеносной системы от избыточного количества холестерина. Не забывайте о том, что физическая работа и спорт смещают реакцию организма в щелочную сторону.

Контроль pH-показателя своих воспитанников уже проводят некоторые тренеры спортивных школ. Мой знакомый, тренер, не допускает к соревнованиям спортсменов, pH-показатель у которых явно снижен. По своему опыту он знает, что высоких результатов от таких спортсменов ждать не приходится.

Какую воду вы пьете?
Активатор: «живая» и «мертвая» вода

Теперь поговорим о том, что мы пьем. А пьем мы повсеместно, как правило, водопроводную воду. Не многие знают, что из-за характерного для этой воды низкого pH-показателя (5,9–6,1) она сокращает нашу жизнь на 35–40 лет. Такого уровня кислотно-щелочного баланса явно недостаточно. Ее следует заменить «живой» водой, любыми щелочными водами или «каплями атлантов». Если в бытность СССР существовал ГОСТ 13273-88 на воду и минеральные питьевые воды (pH-показатель оговаривался и был не ниже 7,5), то после перестройки об этом позабыли. В настоящее время никаких ГОСТов на питьевую воду, видимо, нет. Результаты проведенных нами измерений показывают, что питьевая вода содержит 1150–1925 мг/л всевозможных примесей. Всевозможных! Для дальнейших расчетов возьмем среднюю цифру концентрации примесей в питьевой воде — 1500 мг/л. Предположим, что в сутки человек потребляет 2,5 л воды. Отсюда получается, что за год жизни в организм человека попадет никак не меньше чем 243,75 кг ненужных, вредных примесей, через 70 лет эта цифра составит уже 17,06 т. Вода растворяет практически все элементы из периодической системы таблицы Менделеева. Наш вывод? С водопроводной водой в организм попадают, кроме всего прочего, и тяжелые металлы!

Возьмите на заметку, что простое кипячение водопроводной воды поднимает ее pH-показатель до 7 единиц.

Можно применять для питья талую или дистиллированную воду. Но еще более эффективна «живая» вода. Японский врач, познакомившись с принципом работы аппарата-активатора, довел достижение русских изобретателей до каждой японской семьи. В комплексе с правильным питанием это дало возможность повысить продолжительность жизни японцев на 18 лет!

«Живая» вода получается путем электролиза на активаторе. Она сохраняет свои полезные свойства при хранении в закрытой банке и в холодильнике до 18 ч. pH-показатель «живой» воды в первые часы после приготовления равен 11,5. Вода имеет щелочную реакцию и применяется для лечения более 300 видов раковых заболеваний, 1500 других заболеваний. Она устраняет отложения на стенках кровеносных сосудов, увеличивает pH-показатель слюны, мочи, крови и выдыхаемого воздуха. Такая вода является лучшим средством профилактики преждевременного старения организма.

«Мертвая» вода получается также путем электролиза на активаторе. Она сохраняет свои свойства (при тех же условиях хранения, что и «живая») до 4 суток. pH-показатель «мертвой» воды равен 2,5–3,5. Она является сильным антисептиком и применяется для уничтожения большинства вредных бактерий, промывки ран. Чаще всего «мертвая» вода используется для лечения таких заболеваний, как сахарный диабет, ангина, повышенное давление (гипертензия), дизентерия, глазные заболевания, кожные заболевания. С помощью «мертвой» воды можно также убрать седину волос.

Разработка ставропольских изобретателей — активатор воды — спасла миллионы людей от преждевременной смерти. Активатор — это специальный прибор для приготовления «живой» и «мертвой» воды. Такие приборы выпускаются в г. Витебске. Они есть в продаже и недороги — 40–50 долларов США. Как правило, срок их службы около 3–7 лет. Этого вполне достаточно как для профилактики онкозаболеваний, так и для лечения.

Пропагандистом «живой» и «мертвой» воды в Беларуси выступает профессор Г. Д. Лысенко. Он написал 4 книги о целебных свойствах полученной на активаторе воды.

Были случаи, когда использования «живой» воды оказывалось недостаточным, чтобы повысить уровень pH человека. Тогда я рекомендую применять комплекс микроэлементов «Долголетие», разработанный в нашем Центре. Это в большинстве случаев дает положительный результат.

О составе «Долголетие»

Как совершенно верно заметили в народе, пчеловоды и владельцы козьих подворий живут гораздо дольше (на 30–40 лет) других людей. При работе над составом «Долголетие» мы установили, что козье молоко имеет щелочной состав (pH 9,3). Мед, как и другие продукты пчеловодства, также содержит большое количество микроэлементов, имеющих щелочную реакцию. Это свойство микроэлементов хорошо проявляется при их взаимодействии с водой или желудочным соком. То есть эти продукты повышают водородный показатель pH жидкостей организма, в первую очередь крови, и выдыхаемого воздуха. Поэтому мы рекомендуем принимать кипяченое козье молоко в комбинации с «живой» водой (1:1). Особую пользу такое питье приносит детям! К слову сказать, детский организм справляется с недугами быстрее взрослого, так что и выздоровление наступает через 3–5 недель.

Около 40 лет мы потратили на установление всех компонентов состава «Долголетие». Несомненно, именно этот препарат внес неоценимый вклад в успешную работу Центра по лечению пациентов. У нас не зафиксировано ни одного летального случая! Могу сказать, что все компоненты нашего состава «Долголетие» несут в себе способность эффективно и в самые короткие сроки увеличивать pH-показатель организма. Это и есть тот самый единственно желаемый результат, который требуется при лечении заболеваний, подобных раку. Водородный показатель pH этого состава в водном растворе доходит до 12. Состав «Долголетие» применяется при многих заболеваниях, характерных для пожилого возраста, в том числе при остеопорозе.

Уринотерапия

Постоянно встречая людей, принимающих свою или детскую урину (мочу) с целью профилактики онкологических заболеваний, я занялся исследованием данного явления.

Выяснилось, что моча человека, употребляющего мясную пищу, имеет кислую реакцию (pH 5,0–5,2) и не оказывает полезного воздействия на человеческий организм. Таким образом, многие из тех, кто занимается уринотерапией, впустую тратят свои силы. Но урина людей, питающихся растительной пищей, пьющих гидрокарбонатную воду (pH не менее 6), полезна для профилактики, и утренняя — особенно. Необходимо отметить, что питание растительной пищей в сочетании с применением гидрокарбонатных вод из того или другого источника защищает организм от воспалительных процессов, гастрита, язвы и не допускает образования камней в печени и почках.

Теперь несколько слов о положительных качествах урины как лечебного средства, которое можно приготовить в домашних условиях. Проверяя ее воздействие на себе, я установил: использование этого средства дает положительный результат. Но следует помнить, что все воды с повышенным pH-показателем (pH > 7) нужно пить через соломинку, после чего рекомендуется промывание ротовой полости обыкновенной водой (во избежание повреждения зубной эмали). Это правило необходимо соблюдать также из следующих соображений: если урина выпаривается и ее объем уменьшается в 4 раза, pH увеличивается с 6,6 до 12 и выше. Применяя этот остаток, можно обжечь горло, пищевод и желудок! Поэтому я порекомендовал бы вам пить воду, приготовленную на специальном активаторе.

Это достойная замена уринотерапии. Хочется еще раз напомнить о том, что во всем важна умеренность. И здесь первое правило — не навреди!

Не могу не сказать о том, что уже известного вам Герберта Шелтона, знаменитого врача и сторонника уринотерапии, его оппоненты постоянно подвергали критике за использование этой оздоровительной процедуры. Вплоть до самой смерти Шелтона противники его методики не оставляли попыток доказать свою правоту и убедить коллег в ошибочности применения данного средства. Время показало его правоту.

Перекись водорода

Прием перекиси водорода, предложенный профессором И. П. Неумывакиным, имеет общее с процессом голодания. Перекись водорода производит благоприятный эффект, способствуя выделению в организме атомарного кислорода, способного уничтожить многие виды вирусов, бацилл, простейших и грибков.

Вредные привычки и другие факторы риска

Имея, в общем, кислую реакцию организма, человек предрасположен к онкологическим заболеваниям. Хочу повторить, что для развития онкологического заболевания, кроме снижения общего уровня pH-показателя организма, требуются еще несколько факторов: переохлаждения, воздействие инфекций или каких-либо химических веществ (как вы понимаете, именно химикаты дали толчок к началу моей болезни). Этот комплекс неблагоприятных факторов является угрожающим дополнением к наличию кислотной среды в организме. Для того чтобы минимизировать их влияние, необходимо соблюдать гигиену тела, не пропускать парную, сауну. Если есть возможность, приобретите также «сапоги долголетия».

Нельзя приуменьшать также отрицательного воздействия на организм человека и таких факторов, как переохлаждения, простудные заболевания. Более того, я считаю, что 50–80% случаев онкологических заболеваний связаны с переохлаждением и кислой средой организма.

Большое значение имеет и настроение человека. Я определял свой pH после 3 победных партий в шахматы. И реакция смещалась в щелочную сторону на 0,2. Поверьте мне, хорошее настроение — это гораздо лучше!

Кислая среда не способна подавлять инфекции. И, к величайшему сожалению, далеко не у каждого человека имеется личная лаборатория, с помощью которой можно было бы проверить свое состояние. Привожу следующий пример. К завершению профилактического голодания мой pH был 7,4. А стоит съесть всего лишь одну мясную котлету, и ситуация тут же изменяется: через 2–3 дня pH составляет около 5,7. Снижение водородного показателя очевидно и ощутимо. Эти изменения подтверждаются и на примере моего младшего сына. Но в молодом организме все происходит несколько быстрее: уровень pH снижался до указанной выше цифры лишь на 1,5–2 дня.

Мне приходилось определять кислотно-щелочную реакцию людей, употребляющих спиртное, а также курильщиков. Реакция, как правило, кислая. Заядлым курильщикам, которые намерены бросить курить, но опасаются язвенной болезни (которая быстро переходит в злокачественною опухоль), могу посоветовать: в первый же день отказа от курения необходимо начать профилактическое голодание (хотя бы на 36 ч) и в течение 4–5 месяцев не употреблять мясной пищи. Только в этом случае вы сможете избавить себя от неблагоприятных последствий. К сожалению, подобных рекомендаций и объяснений от врачей курильщики не получают.

Глава 4
МЕТОД ЛЕЧЕНИЯ И ПРОФИЛАКТИКИ РАКОВЫХ ЗАБОЛЕВАНИЙ ВИТЕБСКОГО ЦЕНТРА «ДОЛГОЛЕТИЕ»: ВОДОРОДНЫЙ ПОКАЗАТЕЛЬ – ВАШ БОГ!

Кислотно-щелочной баланс

Раковые заболевания уносят в мир иной миллионы людей. Согласно официальной медицинской статистике, после операции больному не гарантируется более 5 лет жизни! Но это по сведениям официальным. Многие больные раком, прошедшие курс лечения по программе Центра «Долголетие», живут после выздоровления уже по 30–40 лет. И повторно рак не возникает!

Но прежде чем начать более подробный рассказ о нашем Центре, я хочу обратить ваше внимание на понятие «рН-показатель». Что же это такое?

Я могу привести несколько исторических сведений по этому вопросу. Более 10 тыс. лет назад Енох (тот, что устроил землянам Всемирный потоп и сам прожил более 1000 лет) записал: «Если люди разберутся с водородным показателем, они будут жить в 5 раз дольше». К сожалению, и по сей день этот водородный показатель не является для людей настолько уж показательным! Енох написал о нем еще на заре человечества на обожженных глиняных плитках. Иисус Христос дважды напоминал о нем, но люди все равно ничего не понимали, и до сих пор не могут понять. Летописи по интересующей нас в данный момент теме сохранились также на санскрите в одном из индийских хранилищ.

Приведу следующий пример. При рождении водородный показатель (pH) всех жидкостей и выдыхаемого воздуха человека, независимо от пола, составляет 7,41. Когда человек умирает, его pH-показатель равен 5,41. Таким образом, в течение человеческой жизни организм способен потерять до 2 единиц pH. Данный процесс идет со следующей скоростью: каждые прожитые 10 лет уменьшают pH-показатель организма на 0,1 единицы. Уже к 20 годам pH-показатель человека снижается до 7,21. После 20 лет начинают забиваться артерии, вены, капилляры кровеносной системы, а к 45 годам свободного пространства в капилляре остается около 25% от первоначального. От скорости снижения водородного показателя зависит продолжительность и вашей жизни. Темпы снижения во многом зависят от привычек в питании.

Многим органам уже не хватает питания и кислорода. В первую очередь это касается мозга и глаз. Как следствие, человек начинает плохо соображать, не так хорошо себя чувствовать, ему становятся нужны очки и т. д. Человек не понимает, что с ним происходит. И у болезней этих природа уже, как правило, старческая. А можно ли на процессы старения как-то повлиять самому человеку? Ответ утвердительный и категоричный: да, все это возможно! Для этого людям нужны лишь знания.

На современном этапе жизненно необходимых знаний никто не несет! Нет каких бы то ни было серьезных разработок по охране здоровья и долголетия. Те, что относятся к космосу и космическим технологиям, засекречены. Но приходит время приоткрыть их хотя бы частично.

Официально в Международную систему измерений СИ водородный показатель с обозначением pH был внесен в 1909 г. датским химиком Питером Серенсеном. Водородный показатель П. Серенсен предложил обозначить как pH, поскольку он показывает наличие ионов водорода в жидких средах. Это событие произошло еще при жизни Герберта Шелтона.

В 1963–1964 гг. водородный показатель не претерпел каких бы то ни было изменений. Основным его назначением считался контроль протекания химических процессов. В те времена никто и не предполагал, что pH-показатель коснется столь важного вопроса, каким является контроль химических реакций в растениях, животных и человеке. Влияние pH-показателя на здоровье оказалось столь велико, что сократить жизнь человека даже в 5 раз — в его власти.

От скорости снижения водородного показателя зависит продолжительность жизни. Почему же, несмотря на всю свою важность, этот показатель не привлек к себе должного внимания? Что могло отрицательно повлиять на изучение этого жизненно важного фактора? Возможно, то, что термин «водородный показатель» (обозначается pH) для русского человека (и не только для русского) звучит и выглядит непривычно. Это не хорошо знакомый нам метр или километр, грамм или килограмм. Но так уж получилось.

Прошло почти 100 лет, а водородный показатель практически не учитывается, хотя он оказался главным в нашей жизни. Лаборанты и врачи, в том числе онкологи, до сей поры не ориентируются на pH-показатель при проведении диагностики и лечения онкозаболеваний. Не меньшую проблему я вижу и в другом. Водородный показатель практически нечем измерить даже врачу, не говоря уже о рядовых онкобольных (на постсоветском пространстве особенно. Усовершенствовались методы измерений, появились новые приборы. Однако в бывшем СССР на этот показатель практически не обращали никакого внимания. Большинство институтов мира тоже не проявили к нему должного внимания. Это касается медицинских вузов, НИИ и т. д. Я делаю особый акцент на том, что при другой, более серьезной, постановке вопроса врачи спасли бы от преждевременной смерти миллионы людей.

Расчет нормального уровня водородного показателя

На цветном рисунке, помещенном на обложке, показана цветовая гамма изменений водородного показателя pH в зависимости от состояния здоровья и питания любого человека, будь то президент государства или учитель. Как проверить себя по этой шкале? Как узнать свой нормальный уровень pH?

Например, возраст человека 48 полных лет (состояние его здоровья значения не имеет). Далее производим следующий несложный расчет: от уровня pH 7,41 вычитаем возраст человека (число полных лет), помещенный в разряд сотых. Исходя из взятого нами примера, получаем следующее: pH 7,41–0,48 (полные года) = pH 6,93. Таким образом, мы получили фактический возрастной водородный показатель на день проверки. У здорового человека он будет чуть выше — примерно на 0,3 единицы. У человека, больного раком, он будет ниже на 1,38 единицы (рак снижает водородный показатель, в данном случае он будет равен 5,55). При столь низком уровне pH (5,55) у всех больных раком (как правило, это III или IV стадия) идет усиленный рост опухоли. При pH 5,41 в организме идут уже необратимые процессы, и такого человека, скорее всего, не спасти. В течение 40 лет лечебной работы я наблюдал лишь 2 подобных случая с благоприятным исходом. Как видим, этот метод тестирования несложен: при снижении водородного показателя до 5,55 в организме человека происходит усиленный рост опухоли.

На рис. 2 представлена схема, отражающая зависимость продолжительности жизни человека от кислотно-щелочного баланса в организме. Из нее следует, что такой комплекс профилактических мер, как вегетарианское питание, проведение профилактических голоданий, прием «живой» воды, щелочных вод, позволит людям увеличить продолжительность жизни до 150 лет. И никакого рака! Могу лишь снова повторить, что Центр «Долголетие» пришел к выводу: рак — это заболевание всего организма, а не проблема отдельно взятого органа. Оперативное вмешательство успешно в редких случаях. Крайне необходимо лечить весь организм. Заблуждения прошлого еще долгие годы будут являться препятствием для победы над коварным заболеванием.

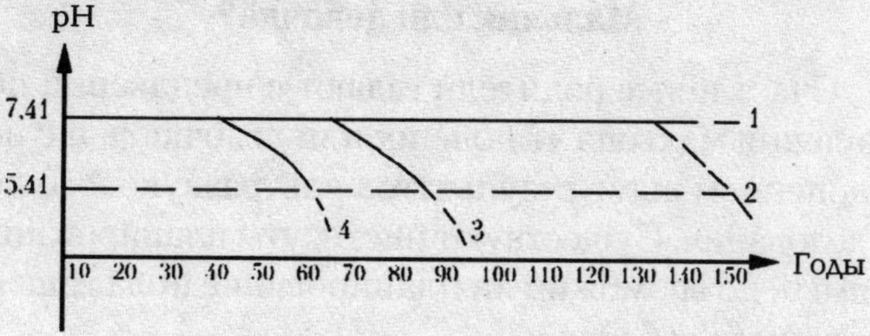

Рис. 2. Зависимость продолжительности жизни от кислотно-щелочного баланса

При заболевании раком водородный показатель — ваш Бог! Повысьте его в процессе лечения (независимо от стадии), и вы выживете! И будете жить долго, соблюдая при этом определенные правила.

Повторяю снова и снова, что к заболеванию раком приводит снижение водородного показателя до величины 5,41–5,65. Но это средние величины. При pH ниже 5,41 страдающие раком люди обречены. Я наблюдал лишь несколько случаев, когда человек выживал с таким уровнем pH. Чем старше больной, тем сложнее поднять водородный показатель всех жидкостей и выдыхаемого воздуха в организме. Вы можете руководствоваться простейшей методикой расчета желаемого уровня своего водородного показателя: от числа 7,41 (уровень pH, принятый нами как норма) отнимаем 0,45 (на примере человека 45 лет; число полных лет отражается в разряде сотых). Получаем 6,96, то есть это величина водородного показателя человека в возрасте 45 лет.

Мальчик или девочка?

Счастливые родители гадают в преддверии появления малыша «Мальчик или девочка?» и с нетерпением ждут результатов ультразвукового исследования. Существуют институты планирования семьи, но возможно ли планирование пола вашего будущего ребенка?

На одном из конгрессов, где была собрана элита мировой медицины из 42 стран, я задал вопрос всем находящимся в зале: «Кто из вас смог бы ответить мне, почему вы родились именно мальчиками или девочками, и никак не наоборот?» Из 1100 человек, присутствующих на этом конгрессе, руки подняли лишь 12 (11 мужчин и 1 женщина). Большинство из них, кстати сказать, являлись учеными из России, Украины и других стран СНГ. Оставшиеся кандидаты и доктора медицинских наук, заслуженные авторитеты и академики, убеленные сединой, не смогли дать ответа на совсем несложный вопрос. Это было еще одним подтверждением того, что о важной роли водородного показателя в жизни не знает практически никто. Но если этот вопрос не интересует ученых, каким образом об этом узнает население всех стран мира?

И все же давайте вернемся к вопросу о том, как «заказать» пол будущего ребенка. Ведь сделать это возможно уже сейчас! Уверяю вас, что в своей работе мне приходилось давать людям не только советы, но и получать нужный для обратившихся ко мне результат со стопроцентной гарантией.

Рассмотрим пример. В пушном звероводстве самцы и самки отличаются друг от друга окраской меха. Еще 60 лет назад русские селекционеры попытались изменить состав рациона своих подопечных с целью улучшения качества их меха. Смена корма животных привела к рождению у них особей одного пола! И почему произошло именно так, тогда никто не мог сказать.

От каких же обязательных условий зависит формирование пола будущего ребенка? Оказалось, что в основе лежит уровень pH-показателя в организме матери и отца на момент зачатия будущей жизни. Водородный показатель крови и выдыхаемого воздуха имеет определенный уровень при потреблении человеком одной пищи и значительно отличается при смене рациона.

Основное правило таково: если pH-показатель организма женщины в целом ниже (кислая реакция), а pH-показатель мужчины выше, чем у женщины (то есть у него щелочная реакция), — будет мальчик. При щелочной реакции организма женщины и кислой реакции организма мужчины будет девочка.

Если вы мечтаете о сыне, необходимо соблюдать 2 правила:

1. В течение 1 недели до планируемого зачатия мужу следует употреблять в пищу только овощные блюда, картофель, грибы любых видов, крупяные, бобовые блюда и фрукты (груши — в первую очередь). Мясо и рыбу в этот период есть не стоит.

2. Довольно часто мы не обращаем внимания на качество питьевой воды, не знаем ее характеристик. Во многих местах она кислая (pH 5,8) и, попадая в пищевод, снижает pH вашего организма в абсолютных единицах. Поэтому за 1 неделю до планируемого зачатия ребенка мужчине рекомендуется применять в качестве питьевой «живую» воду, приготовленную на активаторе. Эта вода в первые часы после приготовления имеет pH-показатель около 10,5. Употребление такой воды повышает водородный показатель организма на 2,1 единицы. То есть кислотно-щелочной баланс организма мужчины смещается в сторону щелочной реакции.

Разумеется, *при планировании девочки нужно все делать наоборот.*

На лекциях мне нередко задают вопрос о том, почему у мужчин в возрасте около 55 лет чаще рождаются девочки. Проводим следующий расчет (подробнее об этом — см. «Расчет нормального уровня pH-показателя человека»): pH 7,41 (уровень pH организма человека, принятый нами за норму) — pH 0,55 (изменения pH организма человека в соответствии с его возрастом) = pH 6,86. Как вы видите, pH-показатель с возрастом снижается.

К тому же, в таком возрасте мужчины, как правило, не обходятся без мяса, то есть реакция крови и других жидких сред организма, в любом случае, будет кислой. В таких условиях можно ожидать рождения только девочки.

Тест Центра «Долголетие» — предрасположенность к онкологическим заболеваниям

Следующим важным вопросом, ответ на который хотел бы получить каждый человек, является определение склонности к онкологическим заболеваниям. Как узнать, склонны ли вы к онкологическим заболеваниям? Я рекомендовал бы такой метод.

Вам следует определить кислотно-щелочную реакцию слюны и мочи по цветной шкале бумажки-индикатора. Контроль величины pH необходимо проводить постоянно (!) — либо ежедневно, либо с интервалом 1–2 дня, утром и натощак, проверяя слюну и мочу.

Способ проверки на предрасположенность к раку очень прост. Человек, желающий проверить свое состояние, должен сделать следующее. С утра исследуйте перед зеркалом свой язык. Запомните общую картину его состояния. Этим же утром начните голодание, измерив при этом водородный показатель слюны и мочи. Запишите показания в свой дневник наблюдений. Затем вы должны провести 48-часовое профилактическое голодание. Если в течение этого времени цвет языка изменился, а pH-показатель поднялся до 7,1 (на 0,4–0,7 единицы), это говорит о том, что рака у вас нет. Если же никаких изменений уровня кислотно-щелочного баланса не произошло (pH-показатель поднялся не более чем на 0,1–0,2 единицы, то есть практически не увеличился), у вас есть веская причина задуматься о возможном лечении, и немедленно!

Таким образом, если pH-показатель слюны и мочи находится в пределах 5,0–5,7, вы предрасположены к онкологическим заболеваниям. Но это, конечно, не значит, что вы обязательно заболеете! Если pH слюны и мочи находится в пределах 7,0–7,4, вы защищены от раковых заболеваний.

Нужно сказать, что для проведения тестов мы пользуемся pH-метром и лакмусовой бумагой. Но pH-метр неудобен, и в работе лучше подходит лакмусовая бумага. С помощью лакмусовой бумаги pH-показатель можно определить в течение минуты, причем довольно точно. Лучше всего использовать бумагу из Германии (фирма MERCK) или Венгрии (я сам пользуюсь индикаторной бумагой из этих стран). Бумага российского производства, к сожалению, дает погрешность почти 2 единицы, и реальная картина смазывается. Либо низкое качество материалов влияет на точность показаний, либо в России приняты такие ГОСТы.

О некоторых показателях обследования

Установить первый очаг онкологической болезни помогает беседа с больным. Доктор уточняет, в каких условиях проживает пациент, чем он предпочитает питаться, какую воду пьет, имеются (или имелись) ли у него какие-либо воспалительные процессы, часто ли посещает баню. Выясняется, когда человек в последний раз принимал противогельминтные средства. После уточнения этих и некоторых других вопросов специалисты Центра проводят оценку кислотно-щелочного баланса пациента.

Если имеется такая возможность, необходимо сфотографировать ауру больного. По ней легко обнаружить и изучить очаги поражения, их локализацию.

Любое воспаление (например, длительное воспаление легких, почек, мочевого пузыря, язва желудка) снижает pH-показатель организма. При раковой болезни изменяются более 50% показателей жидкостей организма, а также выдыхаемого воздуха. Одновременно с этим изменяется и такой информативный показатель, как скорость оседания эритроцитов (СОЭ). По этой причине имеет смысл вести наблюдение за состоянием больного по двум основным показателям: 1) pH-показатель; 2) СОЭ.

Контроль СОЭ никаких трудностей не представляет. Немного сложнее ситуация с определением pH-показателя. Отечественных приборов измерения не существует. Зарубежные приборы измерения pH-показателя дают значительные погрешности и отклонения, что осложняет определение действительного состояния онкобольного. Как уже упоминалось, наиболее доступна для достижения этой цели лакмусовая бумажка с пределами измерений от pH = 5,2 до pH = 8,0.

На сегодняшний день в человеческом организме можно произвести анализ до 5000 различных показателей! В действительности же современная медицина способна определить до 110 показателей из всего их числа. Эта проблема глобального развития всей медицины актуальна для всего мирового сообщества.

Немецкие врачи уже делают анализы с указанием до 105 показателей организма пациента, в России количество показателей, отражаемых на бланках анализов, достигает 29, на Украине — 17–19, в Беларуси — 7–11. Общей характерной особенностью систем здравоохранения всех перечисленных стран является то, что ни в одной из них не производится измерение водородного показателя. Такого явления, видимо, по мнению медицинских работников, не существует.

Примечание. В России и на Украине, как будто бы, существуют разработки по определению онкологических заболеваний у человека. Насколько это достоверно, пока неизвестно. Но лечить людей, выявлять болезнь на самых ранних стадиях необходимо уже сегодня.

Тесты на наличие онкологических заболеваний Центр «Долголетие» проводит постоянно. Конечно, голодать не любит никто, но с помощью процедуры голодания узнать о состоянии своего здоровья можно многое. Длительный отказ от пищи внушает страх многим людям. Но вы уже знаете, что в возрасте 40 лет человек без всякого вреда для здоровья может обходиться без пищи до 40 дней. Только подумайте, что этот тест, проведенный в нашем

Центре, способен распознать не только III стадию, но и I стадию рака. Причем больные на I стадии рака в этом случае смогут избежать и химиотерапии, и операций, и облучения. Вы сбережете нервы и сохраните свое здоровье.

Всем тем, кто взволнован данной проблемой, Центр «Долголетие» отсылает почтой лакмусовые бумажки-индикаторы, а также цветной определитель уровней pH. С граждан Республики Беларусь, России и Украины плата не взимается.

С целью сокращения смертности от рака Центр «Долголетие» предлагает создавать в перечисленных странах (в каждой области!) фонды поддержки онкологов, что, несомненно, повысит внимание к онкологическим заболеваниям со стороны врачей и народных целителей. В настоящее время ведется работа над уставом фонда. Устав будет окончательно утвержден и вступит в силу в начале 2009 г. Мы ждем ваши предложения по адресу Центра «Долголетие».

Глава 5
ЦЕНТР «ДОЛГОЛЕТИЕ»

Уникальный метод лечения

Эффективность комплексного лечения онкозаболеваний известна давно. И все же они по-прежнему стабильно занимают II место в мире как причина смертности людей. Сбой в сложной системе человеческого организма, нарушающий его биологическое равновесие, часто приводит к тяжелым заболеваниям.

Как и прежде, я беру на себя смелость утверждать, что нет неизлечимых болезней, существует лишь неправильный подход врача к болезни. В природе есть все, чтобы сделать нас сильными, красивыми и здоровыми. Страдания и боль можно предотвратить. Можно каждому человеку подобрать такую индивидуальную программу, которая будет содержать приемлемые рекомендации, как по лечению, так и по дальнейшему ведению здорового образа жизни. Практика показала, что все проблемы человека, связанные со здоровьем, начинаются, как правило, тогда, когда pH-показатель слюны, мочи, крови и выдыхаемого воздуха снижается до 5,4. Данная тенденция отмечается у всех больных, страдающих сложными заболеваниями. Задача врача как раз и заключается в том, чтобы поднять водородный показатель пациента до уровня, при котором максимально быстро наступает улучшение его состояния, полностью прекращается рост и жизнедеятельность раковых клеток.

В природе насчитывается до 300 различных видов онкологических образований человека, при лечении каждой разновидности рака требуется индивидуальный подход. Абсолютно каждый случай ракового заболевания уникален. И шаблона в лечении рака быть не может. Нужно сказать, что в лечебной практике Центра мы имели дело уже с 282 разновидностями онкологической болезни.

Центр «Долголетие» предлагает именно комплексный подход к профилактике и лечению самых сложных заболеваний. Здесь проводятся консультации больных не только по вопросам онкологических заболеваний. В нашем арсенале – эффективные методы лечения сложных системных заболеваний. Специалисты Центра используют немедикаментозный, то есть нехимический, способ лечения таких заболеваний, как рак, сахарный диабет, мочекаменная болезнь, язвенная болезнь, болезни органов пищеварения, сердечно-сосудистые заболевания (инсульты, инфаркты), бронхиальная астма, артриты и полиартриты, заболевания глаз, заболевания женских и мужских половых органов (в том числе аденома простаты). Здесь каждый желающий может получить квалифицированную консультацию, а также лечение по нашей методике.

Кроме того, в Центре возможны консультации больных, имеющих заболевания, не поддающиеся лечению в государственных лечебных учреждениях. Наши специалисты проведут все необходимые тесты, обеспечат пациента методикой лечения, проведут наблюдение за процессом лечения.

Витебский Центр нетрадиционной медицины «Долголетие» занимается и вопросами геронтологии (наука о старении организма), восстановлением забытых рецептов восточной и тибетской медицины.

В марте 1997 г. наш Центр подал заявку в Минздрав Республики Беларусь на получение патента на уникальный метод лечения рака. Блокировать рост раковых клеток возможно практически на всех этапах, и без операционного вмешательства. Долгое время мы занимались изучением и лечением этого заболевания у различных растений, потратив на процесс накопления практического опыта более 30 лет. Результаты оказались на редкость положительными при лечении онкологических заболеваний и у человека. В Центре «Долголетие» вторую жизнь, можно сказать, получили десятки онкологических больных.

Конечно, наибольшую сложность представляет лечение больных на IV стадии онкологического заболевания. От больного, бесспорно, требуется огромная сила воли, полный отказ от вредных привычек и полное понимание того, что происходит в его организме при лечении. Рак — заболевание всего организма. Его ни в коем случае нельзя рассматривать как проблему отдельного органа, пораженного болезнью. Мы не согласны с бездумным использованием оперативного вмешательства, так как в человеческом организме нет «лишних» органов в принципе, так уж заложено природой. Иммунная система человека не в состоянии распознать и уничтожить раковую клетку, поэтому в процессе борьбы и лечения она не участвует.

По нашим 40-летним наблюдениям онкобольные, взявшие на вооружение нашу методику, после выздоровления живут значительно дольше, чем те, кому удалось продлить жизнь средствами традиционными — химиотерапией, операциями и т. д. У пациентов Центра не наблюдается рецидивов, долгие годы они сохраняют здравый ум и хорошее зрение. Более того, люди, прошедшие нашу школу, живут нередко значительно дольше даже по сравнению с не болевшими раком людьми.

В зависимости от локализации болезни и состояния больного лечение по методике Центра длится, как правило, от 6 до 9 месяцев. Наши пациенты находятся под постоянным наблюдением опытного врача, прошедшего курс обучения по методике Центра «Долголетие» в г. Витебске.

В свою очередь, пациенты должны владеть основами данной методики, иметь активатор для приготовления «живой» и «мертвой» воды. Вам понадобятся также препараты, содержащие определенные микроэлементы, pH-метр или лакмусовая бумага. Врачу, помимо знаний принципа данной методики, необходимо иметь тонометр, глюкометр, лабораторный pH-метр или лакмусовую бумагу, а также биополярную дугу.

Наши программы обучения, профилактики и лечения. Контактная информация

Вас может заинтересовать, где можно проверить себя на наличие онкологических заболеваний, получить, при необходимости, реальное лечение.

I. ПРИЕМ ПАЦИЕНТОВ

География работы центра. Страны, в которых Центр «Долголетие» (Республика Беларусь, г. Витебск) оказывает помощь больным: Республика Беларусь, Россия, Украина, Казахстан, страны Прибалтики, Германия, Канада, Болгария, Югославия, Чехословакия, США, Объединенные Арабские Эмираты. Помощь предоставляется как через врачей этих стран, специализирующихся на лечении онкозаболеваний, так и посредством высылки почтой лечебно-оздоровительной программы на русском языке (для больных раком Ш и IV стадий включительно). В нашу программу также входят рекомендации по профилактике онкозаболеваний, обучение определению pH-показателя жидкостных сред и выдыхаемого воздуха больного.

Наш адрес.

Республика Беларусь, 210029, г. Витебск, а/я 30.

Контактный телефон.

Руководитель Центра «Долголетие» Евгений Алексеевич ЛАППО: тел. 8-10-375-212-47-84-01.

Мы создаем наши филиалы также в следующих городах: Санкт-Петербурге, Москве, Смоленске, Саратове, Новосибирске.

Витебский Центр «Долголетие» принимает заявки от больных раком и СПИДом для наблюдения за их состоянием, лечения по нашей методике, обеспечения необходимыми препаратами и др. Для начала лечения с вашей стороны необходимо оформить заявку. По отдельным вопросам вы можете отправить на наш адрес телеграмму или позвонить руководителю Центра «Долголетие» Лаппо Е. А. по тел.: 8-10-375-212-47-84-01 (по странам СНГ); 8-0212-47-84-01 (по Республике Беларусь).

Заочная форма консультирования и лечения. В Центре «Долголетие» возможны консультации пациентов, проживающих в отдаленных от Центра географических точках. Консультации проводятся в письменной форме. Стоимость консультаций и рекомендаций по лечению (с почтовыми расходами) — в пределах 25–27 долларов США. Это так называемая заочная форма лечения. Первоочередное внимание уделяется детям и людям до 30 лет.

Лечение одного онкобольного, по нашим расчетам, обходится в 55–65 долларов США. В эту сумму включены плата за активатор, лечебные травы и другие необходимые материалы. Сумма затрат зависит также от тяжести заболевания. На стационарном лечении наши пациенты находятся от 5 до 12 дней. Дальнейшее лечение проводится больными самостоятельно, в домашних условиях. *Для сравнения:* медицинское обслуживание и лечение в западных странах невероятно дорого. Там ситуация в корне иная, и курс лечения такой серьезной болезни, как рак, может обойтись пациенту в 50–70 тыс. долларов США. Нельзя не отметить и тот немаловажный факт, что опытные доктора, имеющие в западных клиниках хорошую репутацию, как правило, являются выходцами из стран бывшего Советского Союза (многие их них в свое время обучались в г. Витебске).

Мы ежегодно получаем более 300 благодарственных писем за нашу работу. Мы ведем постоянное наблюдение за нашими бывшими пациентами. Практически все они оказываются долгожителями, прекрасно себя чувствуют, пишут и читают без очков. Применение метода, предлагаемого Центром, способствует долголетию! Человек, следующий нашим советам, в силах самостоятельно очистить вены, артерии, капилляры. Всем вам известно, что именно проблемы сердечно-сосудистой системы сокращают продолжительность жизни. Цель методики Центра «Долголетие» — научить людей не болеть, сохранить здравый ум и нормальное зрение в течение всей жизни.

II. ОБУЧЕНИЕ МЕДИЦИНСКИХ РАБОТНИКОВ И НАРОДНЫХ ЦЕЛИТЕЛЕЙ

В небольшой по объему книге нет возможности поговорить обо всем, обсудить многие другие важные вопросы, но обучение врачей, и в первую очередь онкологов, — это задача первоочередная и необходимая.

Обратите внимание на то, что даже врачи, прошедшие наш курс обучения, в первые несколько лет своей практической работы чувствуют себя не совсем уверенно. У них сохраняется необходимость в получении советов и консультаций от более опытных коллег.

Очное обучение. В сфере деятельности Центра также обеспечение медицинских работников методическими программами по лечению онкозаболеваний. Методики лечения и программы изданы на русском, немецком, английском языках. Плата за обучение врача составляет 130 долларов США. Гостиница, ежедневные расходы и питание в эту сумму не входят. Курсы повышения квалификации по программам «Онкозаболевания», «СПИД», «Сахарный диабет», «Сложные системные заболевания», «Заболевания глаз» (слепота) рассчитаны на 90 ч. Самым подробным образом на проводимых в Центре занятиях рассматриваются такие вопросы, как искусственное повышение pH-показателя, снижение уровня холестерина, глюкозы в крови и многое другое.

Занятия проводятся с 15 октября по 15 апреля ежегодно. Заявки принимаются по адресу: 210029, г. Витебск, а/я 30.

Заочное обучение. В Центре организовано заочное обучение медработников, желающих проводить лечение пациентов по нашей методике. Обучение возможно на русском, английском и немецком языках. Курс заочного обучения рассчитан на 4 месяца. Очная и заочная формы обучения платные, но сравнительно недорогие: очная — 150 долларов США, заочная — 90 долларов США.

Результаты работы Центра «Долголетие» таковы: в течение 40 лет лечебной практики у нас не отмечено ни одного летального исхода. Наши врачи используют не только общеизвестные способы лечения рака, но и те, о которых официальная медицина и слышать не желает: это и «живая» вода, и состав «Долголетие», лечебные травы, голодание. Более 30 лет назад мы отказались от операций, химиотерапии, облучения. Как я уже говорил, операция лишь замедлит процесс выздоровления или ускорит необратимые процессы. Другого, к сожалению, не дано. Мы неоднократно предлагали сотрудничество нашим коллегам из государственных медицинских учреждений. Однако нет достаточного количества врачей, то есть нет команды, которая смогла бы взять на вооружение наш метод лечения рака в гораздо более широком масштабе.

Считаю также, что пришло время для создания в каждом областном городе специальных фондов для поощрения врачей и целителей. Врачи заслуживают вознаграждения за положительные результаты своей работы. В таком случае у специалиста проявится больший интерес к лечению пациентов, а жизнь больного человека перестанет зависеть от равнодушия. Доктора обретут внутреннюю необходимость, стимул учиться чему-то новому. Многие медики работают по старинке, их подходы — косны. Они не чувствуют на себе большой ответственности за жизнь и здоровье каждого пациента, которая, по сути, накладывается на них.

Кроме того, при лечении стационарных больных вопросы питания, обеспечения пациентов высокощелочной пищей и другие организационные моменты практикующего врача касаться не должны. Решением этих и других проблем должна заниматься конкретная хозяйственная структура. У нас, в Витебской области, для этого имеется абсолютно все — и необходимые площади, и технологии.

Нужно лишь объединить усилия, найти источники финансирования. И мы забудем о том, что значит хоронить ежегодно десятки тысяч наших граждан, умерших от рака.

Для победы нужны знания!

Жизнь идет вперед. Но...

...ни в одной из республик бывшего СССР до сих пор не организованы соответствующие лаборатории, не создано абсолютно никаких, даже простейших, устройств для определения pH-показателя различных сред организма. На огромной территории всего Советского Союза таких лабораторий было всего 2 или 3, не больше. То есть этому вопросу внимания вообще не уделяется. Не может не удивлять равнодушное отношение к проблеме такого уровня со стороны государственных медицинских учреждений.

Действительно, возникла настоятельная потребность в обучении широких слоев населения нашему универсальному методу лечения различных болезней. Конечно же, особая роль здесь отводится образовательному процессу среди врачей и народных целителей. На обучение в Центр нетрадиционной медицины «Долголетие» уже приезжают специалисты и заинтересованные граждане из разных стран мира.

Рак людей убивал и убивает. Мы никак не могли равнодушно смотреть на происходящее. Поскольку эта опасная болезнь возникает не только у людей, но и у различных видов животных и растений, ученые Российской Федерации и Республики

Беларусь в тесном сотрудничестве смогли разгадать природу развития рака у плодовых деревьев, а затем разработали и эффективный способ лечения. Нужно сказать, что создавать метод лечения раковых болезней растений было так же непросто, как и применить впоследствии его основные принципы в методике лечения онкологических заболеваний человека. Но попытка сделать это представлялась нам абсолютно закономерной, к тому же она завершилась несомненным успехом — наш метод работает.

Настало время заявить во весь голос о методе лечения онкозаболеваний у человека, в основе его лежит метод лечения рака плодовых деревьев. Необходимо заявить о методе, разработанном и апробированном учеными-садоводами России и Беларуси. Обращаю ваше внимание на тот факт, что революционную теорию относительности Альберта Эйнштейна ученый мир не торопился воспринимать в течение 5 лет. Но ведь теория относительности на рядового жителя Земли практически не повлияла (может быть, вы считаете иначе?). Промедление же в изучении метода лечения раковых заболеваний Центра «Долголетие» влечет за собой совершенно иные, я бы сказал, роковые последствия — рак уносит человеческие жизни, жизни взрослых и детей.

Оказавшись один на один с этим страшным недугом, я лично испытал действие метода на себе. Я был полностью исцелен. Со времени моего выздоровления прошло 22 года, и я уверен, что больше не заболею. Таким же образом я вылечил и своего младшего сына. Во мне нет страха перед жутким словом «рак». Некоторые правила, исключающие появление этого грозного заболевания в дальнейшем, приходится соблюдать неукоснительно, но здоровье стоит того.

Приведу *несколько известных исторических фактов*, показывающих всю простоту и мудрость метода лечения рака витебского Центра «Долголетие».

1. В давние времена в Китае смертный приговор преступнику приводился в исполнение гуманно: его 3 раза в день кормили мясными блюдами, и только мясными. Если преступнику было 40 лет, то при таком питании он умирал через 1,5 месяца. Если ему было 30 лет, он умирал через 2,5 месяца, а если ему было 20 лет — он умирал через 4 месяца. Но все же приговоренные умирали, и умирали в адских муках, как при раке. Хотя в те времена рак в Китае был неизвестен.

2. Испокон веков славянские народы строили избы как можно выше, на косогорах. По многовековым наблюдениям, те, кто селился по соседству с водой, особенно рядом с заболоченными местами, сокращали себе жизнь на 18–35 лет. Это явление по-прежнему остается неизученным и непонятным.

3. Человек — производное земли. Он содержит более половины всех веществ из таблицы Менделеева. В общей массе человеческого тела микроэлементы составляют не менее 930–1250 г, и недостаток какого-либо микроэлемента оказывает негативное влияние на здоровье. Лишь около десятка

из этих элементов, вступая в химические реакции с водой, создают в организме щелочную среду, все остальные — приводят к окислению.

Человек питается животной и растительной пищей. Каждое растение содержит определенный набор макро- и микроэлементов. Огромную цифру мы даже представить себе не можем: только основных соединений в растениях может насчитываться до 585^{10}!

Все лекарственные травы благодаря своему химическому составу приводят к изменению pH-баланса в сторону ощелачивания. Методом проб и ошибок, то есть опытным путем, человечество находило травы и растения, использование которых приводит к выздоровлению. На протяжении тысячелетий определить кислотно-щелочной показатель было нечем. К чему это привело? Вы уже знаете.

Рак побежден!

Вы должны запомнить, что снижение вашего pH-показателя усиливается употреблением животных белков, наличием воспалительных процессов в любом месте организма, различными инфекционными заболеваниями, радиоактивным загрязнением, употреблением экологически «грязных» продуктов питания, переохлаждением всего организма или некоторых участков тела, стрессами и др. Но в нашей практике лечения онкологических болезней встречались и случаи (с благоприятным исходом), когда pH-показатель пациента оказывался катастрофически низким. Возможно, происходило какое-то чудо, но мы принимали самые экстренные меры и возвращали такого человека к жизни. Так как онкологическим процессам подвержены практически все ткани и органы человеческого организма, а лечение каждого случая заболевания имеет определенные особенности, переподготовка врачей и целителей по нашей методике занимает не один день.

Почему же так мизерны успехи официальной медицины? Появление раковой клетки можно диагностировать на самой начальной стадии. Вопрос об использовании оперативных вмешательств, облучения, химиотерапии не должен и возникать. Может быть, я повторюсь, но все эти радикальные средства устраняют лишь последствия, но не причину болезни. Поэтому мы наблюдаем такой высокий процент смертности. Не допустить дальнейшего развития рака, лишить опухолевые клетки какой бы то ни было возможности для существования — вот главная задача пациента и врача.

Не ждите, когда раковый процесс достигнет IV стадии. Это состояние едва ли можно назвать обратимым. Успех всего дела зависит от своевременности начала лечения. Главное — не опоздать! Ведь на I, II и III стадиях болезни есть вероятность добиться 100% излечения.

Вы должны любить себя и заботиться о себе. Вы должны бороться за свою жизнь изо всех сил. Не теряйте надежды, и победа над смертельным врагом будет только за вами!

Глава 6
СОВЕТЫ И РЕКОМЕНДАЦИИ

Как помочь себе и близким

Основные принципы лечения рака:

1. Полный отказ от мясных, молочных блюд, яиц, сахара, водки.
2. Прием «живой» воды и щелочных вод.
3. Клизмы из «мертвой» воды с полынью и чистотелом (по 1 ст. ложке) температурой 44 °С.
4. В зависимости от состояния больного, профилактическое или лечебное голодание.
5. При IV стадии лечебное голодание обязательно, чтобы лишить раковую клетку питания.
6. В случае если водородный показатель не поднимается, использование состава «Долголетия».
7. При неудовлетворительном состоянии применение ванн Залманова.

Не провоцируйте развитие рака!

Онкологические заболевания могут быть вызваны многими причинами, но главная из них — это снижение pH-показателя до 5,55. Клетка рака питается тем же, что и обычная клетка: белками, холестерином, глюкозой. Для дыхания ей требуется кислород. Но на IV стадии она создает свою кровеносную и нервную системы, питания требуется все больше и больше. Из-за нехватки питания она «съедает» поэтапно сначала жировые отложения, а затем и самого человека. В конечном счете заболевший худеет и в муках умирает.

Что надо знать и что делать, чтобы состояние больного раком не ухудшалось? *В методику лечения онкологических заболеваний, как составляющие одного звена, входят следующие пункты:*

1. Проводите ежедневный контроль своей реакции, придерживайтесь щелочного режима. Откажитесь от употребления мясных (в любом виде, даже от бульонов) и молочных блюд, рыбы, яиц, водки, сахара. Примеры продуктов, снижающих pH-показатель: мясные блюда (pH 2,3), яйца (pH 2,4), молочные продукты (pH 1,9), рыба (pH 1,3), водка (на 100 мл – pH 1,4, на 200 мл – pH 1,8). Сливочное масло следует заменить растительным.

Надо иметь в виду то, что к 40 годам человек уже теряет 0,9 единиц pH. А к 60 годам он успевает потерять способность печени вырабатывать щелочь уже на 1,3–1,9 единицы. Эти возрастные изменения необходимо учитывать при лечении.

2. Полностью перейдите на растительную пищу, богатую микроэлементами и витаминами, с преобладанием бобовых, овощей (свеклы, кабачков, чеснока, лука, топинамбура, тыквы, морской капусты и др.) и фруктов, грибов, муки грубого помола и злаковых – риса, гречи и т. д. Допускается редкое употребление рыбы (не чаще 1 раза в 2 недели). Пищу следует готовить на «живой» воде, приготовленной в активаторе.

3. Принимайте микроэлементы (в первую очередь йод и селен), витамины, поливитамины.

4. Начните проведение курса систематических лечебных голоданий (под наблюдением врача или опытного специалиста). Если при III стадии рака можно обойтись 48–72-часовым лечебным голоданием (в неделю), то на IV стадии заболевания назначается обязательное лечебное голодание на срок от 5 до 30 суток (в зависимости от состояния).

5. Необходимо принять меры по усиленному переводу организма в щелочную среду. С целью повышения pH-показателя назначается прием «живой» воды — по 150–160 мл за 50 мин до еды, 3 раза в день. Вода, приготовленная на активаторе, способна существенно повысить pH-показатель жидких сред организма. Начните прием лечебных щелочных вод любого вида (pH не менее 8,5) — типа «Нафтуси» (не разбавленной) или Витебской. Если не имеете такой возможности, начните прием урины, соблюдая приведенные ранее правила.

Можно применять коралловый кальций, состав «Долголетие» («Капли атлантов»). Наилучший результат эти средства дают в 1-й час после приготовления. Людям до 35 лет рекомендуется пить эти средства через соломинку, чтобы не повредить зубную эмаль.

6. Если pH-показатель не поднимается, мы назначаем состав Центра «Долголетие».

7. При неудовлетворительном состоянии назначаем ванны Залманова.

8. На 2-й день лечебного голодания следует сделать клизму с использованием «мертвой» воды с полынью и чистотелом (для приготовления настоя берется по 1,5 ст. ложке трав), t 42–44 °С. Большинству больных назначаются противогельминтные средства.

9. При условии что pH-показатель вашего организма достиг 7,1, вы можете начать регулярные посещения бани (парной). Тем самым вы снимете воспалительные процессы в организме. Если у вас имеется подозрение на то, что даже несколько месяцев тому назад вы переохладились или подверглись простудным заболеваниям, обязательно посещение парной (лучше первый пар!) — 2 раза в неделю. Эффективны и другие типы прогревания тела: физическая работа, бег, спорт. Помните о том, что с потом из вашего тела уходят и болезни.

10. Когда pH больного достигнет 7,1 единицы, с целью уменьшения опухоли можно применить один из способов биологического прогрева: прогревают место опухоли, а также верхний или нижний отдел позвоночника. Биологический прогрев выполняется посредством постановки компресса из хрена (корень и лист), а также редьки, горчицы, лопуха, мокрицы. Тертую редьку и хрен обязательно подогревают на водяной бане до 56 °С. Не забывайте о том, что онкологическая опухоль (по данным Центра «Долголетие») начинает уменьшаться при температуре не ниже 54 °С (при общем уровне pH-показателя организма на момент прогревания не менее 7,1 единицы).

Процедуры биологического прогревания необходимо проводить с интервалом 1–2 дня, до полного исчезновения опухоли. Первый сеанс прогревания длится не более 14 мин, чтобы не возникло ожогов кожи.

Положительные сдвиги в состоянии больного наступают в разные сроки. У одних — на 3–5-й день, у других — на 2-й месяц. Улучшается цвет лица, алеют губы, повышаются настроение и аппетит. Больному хочется чего-то необычного. Словом, по всем признакам человек начинает оживать и поправляться.

11. Для женщин допустима беременность.

12. Создайте условия для поддержания хорошего настроения, занимайтесь тем, что любите.

13. Если вы решились на операцию, настоятельно рекомендуем проводить ее при щелочном режиме организма. Не зная свойств продуктов питания, медики делают ошибки при лечении рака. Так, делаются операции при низком водородном показателе всех жидкостей организма. Операция назначается без подготовки организма больного человека, без снижения содержания холестерина в крови больного. После операции необходимо соблюдать растительную диету.

Время лечения — от нескольких недель до 7 месяцев. Еще и еще раз повторяю, что наша основная задача — как можно быстрее повысить pH-показатель в организме больного. Способ решения этой задачи достаточно прост, но его применение требует от больного огромной силы воли, терпения и понимания того, что происходит в его организме. Многое зависит от тех, кто окружает больного: врачей, родственников и друзей. Наиболее близко к пониманию этих важных рекомендаций подошли американский врач Герберт Шелтон и российский врач Р. Н. Салатов.

Следует взять на заметку и тот факт, что благополучный исход в лечении рака без операции не должен усыпить бдительность больного. Если после выздоровления человек начнет употреблять в пищу мясо, сало, копчености, молоко, злоупотреблять табаком или спиртным, заболевание может повториться. Нельзя об этом забывать! Онкологический процесс может возобновиться где-то в другом месте организма, и его течение примет более активные формы.

Краткие итоги:

1. При онкологическом заболевании иммунная система не способна распознавать раковые клетки и защищаться от них.

2. Подавление роста опухоли начинается при водородном показателе pH 7,2 всех жидкостей организма и выдыхаемого воздуха. Добиться этого — главная задача врача и больного.

3. Для остановки роста и последующего уничтожения раковых клеток чрезвычайно важно лишить их питания: животных белков, сахара, кислорода, а также снизить содержание холестерина в крови до 3,33 ммоль/л.

Женщины и онкологические проблемы. О здоровом образе жизни

При pH 7,2 наступает перелом в онкозаболевании взрослого человека. Ребенку для преодоления этого барьера требуется pH не менее 7,3. Согласно статистике, соотношение заболеваемости раком женщин и мужчин — 7:3. Таким образом, женщины вынуждены чаще мужчин противостоять онкологическим проблемам в связи с анатомическими и физиологическими особенностями их организма (например, немалое влияние оказывают особенности их сердечно-сосудистой системы). Женский организм создан для рождения и вскармливания ребенка. В этом заключена ее ключевая роль, такова воля природы. Регулярно рожающей женщине не угрожают никакие заболевания.

От женщин также требуется более строгое соблюдение некоторых отдельных правил. Необходимо соблюдать культуру употребления пищи и воды.

Как правило, до первых родов онкологические заболевания женщин — это скорее редкость. Начало заболеваний приходится на возраст после 35 лет. Судя по всему, в этом возрасте женщина ощущает дефицит питательных веществ. Она неправильно питается. Ей не хватает знаний о мерах профилактики многих заболеваний.

Не секрет, что при отсутствии должного лечения в возрасте после 40 лет многие виды опухолей, как правило, переходят в онкозаболевание. Естественная реакция докторов — операция. Ну, сделали операцию один раз... а через год-два подобного рода опухоль появится где-то в другом месте. А там и рак не за горами... И что потом? Вырежут хирурги у человека все, что можно, и женщина умирает в муках.

В свою очередь, руководствуясь методом Центра «Долголетие», *я советую женщинам соблюдать следующие несложные правила:*

1. Полностью отказаться (на период лечения однозначно) от мясных и молочных блюд, яиц, сахара, водки.

2. Перейти на растительную пищу.

3. Приступить к каскадному или лечебному голоданию (режим голодания зависит от состояния пациента).

4. На 2-й день голодания сделать клизму из «мертвой» воды с добавлением настоя полыни и чистотела (по 1 ст. ложке каждой из трав).

5. Делать примочки. При этом используются тампоны, пропитанные «мертвой» водой с полынью и чистотелом (по 2 ст. ложки настоя полыни и чистотела). Спринцевание: используется «мертвая» вода с настоем чистотела (1–2 раза в день, в зависимости от тяжести заболевания).

6. Повторить п. 5, но использовать при этом следует «живую» воду (160–170 мл) с добавлением 3%-ной перекиси водорода (20 мл, или 1 ст. ложка). Чередовать эти примочки.

7. Прием тыквенных семечек — 130 г (утром натощак, 1 раз в неделю).

Онкологическая заболеваемость мужчин несколько ниже, чем данный показатель у женщин, однако формы рака, встречающиеся у мужчин, бывают гораздо более запущены и опасны (как правило, это уже IV стадия болезни). Чаще всего это аденома простаты, рак толстой кишки, рак легкого и т. д. В зависимости от характера течения болезни назначается соответствующее лечение.

Мы все, как мужчины, так и женщины, нуждаемся в определенных знаниях. Мы можем избежать таких серьезных проблем со здоровьем, какими являются раковые заболевания. Об этом нужно знать, этому следует учиться. Действуя таким образом, вы сможете помочь не только себе, но и людям, которых вы знаете и любите.

Природа возникновения рака груди у женщин связана, по нашему убеждению, с неблагоприятной перестройкой всего женского организма, в том числе засорением кишечника (толстой кишки в первую очередь). Обратите внимание на то, что, к примеру, птицы, как и многие другие животные, постоянно проводят профилактические очистки своего кишечника. Имейте в виду, что площадь внутренней поверхности кишечника человека в 7 раз больше, чем поверхность его кожного покрова.

В питании также могут отсутствовать отдельные виды микроэлементов (в первую очередь йод, кобальт, молибден, бор). Неправильность питания может выражаться и в том, что в пище женщины присутствует большое количество жиров животного происхождения. Все вместе это приводит к повышению кислой реакции в организме женщины.

В условиях повышенной кислотности яды, образующиеся в организме, локализуются в отдельных местах — под грудью, разносятся через кровоток в другие части тела (конкретные механизмы изучены еще не до конца). Прибавьте к этому другие неблагоприятные факторы, и — условия для формирования онкологических опухолей созданы!

После родов женщина не должна забывать о простейших правилах защиты своего организма от онкологических заболеваний. Один из самых опасных моментов — это период отлучения ребенка от груди. В это время грудное молоко, которое все еще продолжает вырабатываться, становится для женского организма токсичным. Продолжается перестройка системы кровообращения. В связи с этим женщинам рекомендуется употребление меньшего количества жидкости, нужно отказаться от всего мясного и копченого, особенно нежелателен в рационе яичный желток. Кроме того, 1 раз в неделю необходимо делать очистительную клизму.

Посещение бани полезно чрезвычайно. В парной вам будет гораздо легче вывести из клеток тела токсические вещества и яды, укрепить свой ослабленный организм. К вашему сведению, в парной выходит от 300 до 850 мл пота. К сожалению, женщины в бане — гости редкие.

Очень полезны для женщин занятия посильной физической работой и спортом. При этом, как и в парной, вместе с потом выходят вредные вещества, радионуклиды.

Обратите самое пристальное внимание на ваш ежедневный рацион. Избегайте (а на период лечения исключите полностью) употребления всякой жирной пищи: мяса, сала, копченостей, отдельных видов рыбы. Прекратите употребление сливочного масла, сметаны, молока и яиц. Все жиры должны быть растительного происхождения: это оливковое, подсолнечное, рапсовое масло и т. п.

Основу вашего меню должны составлять высокощелочные овощи и фрукты. Свекла, тыква, морковь, огурцы, лук, чеснок, земляная груша; арбузы, яблоки и груши; крапива, малина, облепиха, черника и т. д. — этот список продуктов весьма велик, и вам будет из чего выбрать. Разрешается готовить блюда из грибов: шампиньонов, черных груздей (соленых), вешенок, белых грибов и т. д.

С целью профилактики устраивайте себе разгрузочные дни. А если хватает терпения и на такую процедуру, 1 раз в неделю проводите 48-часовое профилактическое голодание. При этом нужно пить только «живую» воду из активатора либо обходиться вообще без воды. «Живую» воду (и другие высокощелочные воды) я советую пить в течение всего периода лечения. Чай на «живой» воде вы можете заваривать с использованием листьев малины, облепихи, вишни, груши. Это наилучший вариант.

Когда водородный показатель вашего организма будет не менее 7 единиц, полезно делать компрессы из одного или двух биологически активных растительных стимуляторов (хрена, редьки). Прогревание проводится в области позвоночника, а также в местах локализации опухоли (если это доступно). Первый сеанс прогревания проводится не дольше 14–16 мин. Затем можете делать компрессы через день, по общим правилам (перечитайте «Не провоцируйте рак! Общие рекомендации»), с увеличением времени прогревания до 20 мин. Обязательное условие: температура компресса должна быть не ниже 56 °C (используемый материал, хрен или редька, подогревается на водяной бане). Подобное требование объясняется следующим образом. Развитию онкологических болезней способствуют употребляемые человеком животные белки.

Да, щелочная среда свыше pH 7,41 подавляет онкологические опухоли. Но перевести свой организм на работу в щелочном режиме удается не каждому. Это не так легко! Но при высоком уровне pH-показателя подавление раковых клеток начинается при t 54 °C. Компресс с такой температурой человеку выдержать непросто. Поэтому его используют локально, в определенных местах. Для подогрева материалов вы можете использовать как специальное медицинское оборудование, так и простейшие электро- и водонагреватели.

Отказ от курения — условие непременное, так как дополнительная порция ядов попадает в организм «благодаря» пагубной никотиновой зависимости.

В возрасте старше 35 лет каждая женщина должна взять себе за правило систематически определять pH-показатель. Это следует делать не реже одного раза в квартал. Проверка не требует много времени и сил, но скажет вам о многом. Чтобы узнать, существует ли для вас угроза онкологического заболевания, определите pH слюны или мочи (все жидкие среды организма имеют приблизительно одинаковый pH-показатель при измерении в одно и то же время). Если ваш pH-показатель менее 6, это говорит о том, что вы в опасной ситуации.

Следующий этап проверки проводится посредством одного из методов: профилактического голодания, отказа от мясных блюд, употребления «живой» воды или других щелочных вод. Если через некоторое время под влиянием этих факторов ваш pH-показатель не улучшится, нужно немедленно принимать меры по профилактике и лечению онкологического заболевания. Развитие рака в человеческом организме длится от 1 месяца до 2 лет. Не теряйте драгоценного времени!

Рекомендации больным при III стадии рака

Лечение, как правило, проводится самим больным, при условии, что он твердо усвоил основные принципы метода Центра «Долголетие» и намерен строго придерживаться всех данных ему рекомендаций. Продолжительность лечения таких больных – около 5–9 месяцев.

1. ВАША ПЕРВОСТЕПЕННАЯ ЗАДАЧА – ПОВЫСИТЬ pH-ПОКАЗАТЕЛЬ ВСЕГО ОРГАНИЗМА

При 48-часовом голодании ориентируйтесь на расчетные единицы pH в зависимости от вашего возраста. Если pH не в норме, назначаются щелочные воды (в том числе «живая» вода, приготовленная на активаторе). Вся пища и чай также готовятся на «живой» воде.

При тяжелом течении заболевания рекомендуются длительные голодания от 5 до 30 дней (под наблюдением специалиста или человека, имеющего опыт проведения голоданий). На 14-й день голодания рекомендуется прием «живой» или другой щелочной воды (pH не ниже 9,0).

2. ДОПОЛНИТЕЛЬНЫЕ ОБЯЗАТЕЛЬНЫЕ МЕРЫ:

• Полный отказ от всех видов мясных блюд: сала, мяса, колбас и т. д., а также от молока, сметаны, яиц.

• Переход на растительную пищу. Здесь предпочтительны рис, греча, грибы всех видов (в первую очередь шампиньоны — их pH 7,4). Из овощей обратите внимание на огурцы, тыкву, свеклу, капусту, морковь, бобы. Из фруктов хороши груши (pH 7,1), из косточковых — черешня, вишня, слива, облепиха. Полезны арбузы.

• На период лечения воздержитесь от употребления спиртных напитков (водки и т. д.) и сахара.

• Не ешьте щавель, клюкву и другие кислые виды ягод.

Клетки рака питаются при низком pH-показателе организма холестерином и глюкозой, дышат кислородом. Перед вами поставлена главная задача — лишить их благоприятных условий существования. При переходе на растительную пищу мы достигаем определенного успеха, но еще не останавливаем болезнь полностью.

После излечения от онкологического заболевания больному рекомендуется соблюдать определенные правила. Жить, руководствуясь ими, вы будете всю оставшуюся жизнь.

1. Рекомендуется употреблять пищу растительного происхождения с повышенным водородным показателем.

2. Помимо определенных знаний вам необходимо иметь активатор — прибор для приготовления «живой» и «мертвой» воды.

При pH 5,41, как нам уже известно, начинаются необратимые процессы, человек начинает заболевать и в конечном счете умирает. Время от времени мы наблюдаем больных, водородный показатель которых снижается еще более выраженно. Во избежание неблагоприятных последствий нам приходилось прибегать к экстренным мерам. И, что радует, таких пациентов удавалось спасти. С медицинской точки зрения, эти больные считались безнадежными.

За 40 лет работы нашего Центра мы научились определять начало развития ракового процесса не только на III стадии, но и на II и даже на I стадии. Вероятность точного определения патологического процесса на II стадии равна 100%.

К сожалению, мы не всегда можем ответить на все ваши письма, которые приходят по нашему адресу. Людям до 30 лет, пациентам, страдающим сахарным диабетом, и слепым мы стараемся ответить и помочь прежде всего.

Не допускайте IV стадии заболевания!

Количество смертей от рака не может не тревожить. Примерно 1–1,5% выживших при IV стадии онкозаболевания — это очень мало. Все чаще и чаще в витебский Центр «Долголетие» стали обращаться и сами онкологи из государственных лечебных заведений.

Операции, химиотерапия, облучение — это лишь известное трагическое следствие. А причины рака для официальной медицины — по-прежнему за семью замками. Мы неоднократно информировали медиков об истинных причинах развития раковых заболеваний.

Да, это заболевание формируется при общем и постоянном снижении водородного показателя pH во всех жидкостях организма, а также в выдыхаемом человеком воздухе. Да, это снижение напрямую связано с постоянным употреблением животных белков, сахара и подобных этому продуктов. Клетки рака могут погибнуть сами. Но на IV стадии чрезвычайно важно успеть лишить их питания! Вот уж где промедление смерти подобно.

На заметку пациентам с излишним весом

Даже при IV стадии рака в Центре «Долголетие» удается спасти до 95–98% больных. Но на лечение мы берем не всех. Мы не принимаем пациентов с водородным показателем ниже 5,41. Таким больным поднять pH до требуемого уровня 7,1–7,2 практически невозможно. Пациентов с излишним весом это касается в первую очередь. Дело в том, что организм больного в таких случаях уже слишком слаб и, прежде чем водородный показатель pH начинает повышаться, раковые клетки успевают «съесть» весь жировой запас, а затем активно используют холестерин. Даже полные больные теряют в весе до 30–35%.Одним из обязательных приемов при лечении IV стадии заболевания является лечебное голодание продолжительностью от 9 до 40 дней. Это не просто, так как долгосрочный курс голодания требует от человека огромной силы воли. Пить можно только «живую» воду и состав «Долголетие».

Во время курса лечения контроль pH-показателя проводится 2–3 раза в неделю, и лучшее время для этого — после утреннего пробуждения. В своей лечебной практике я наблюдал случаи, когда водородный показатель пациента сначала поднимался, а через 2–3 дня снижался до первоначальных величин. Усиливалась боль, начиналось образование метастазов. Такое состояние обычно продолжалось от 3 до 5 дней, а затем проходило. Прием обезболивающих средств в этот период нежелателен, так как любое лекарственное средство может спровоцировать резкое ухудшение состояния. Этот метод лечения несовместим с другими методами.

К нам также обращались больные, страдающие помимо рака сахарным диабетом. Таким больным нельзя применять лечебное голодание. Это наиболее тяжелые случаи. Конечно, прежде всего, принимаются меры по излечению рака. Лечение сахарного диабета — следующая ступень. На это уходит около 7–11 месяцев. И дальнейшее соблюдение определенных правил — основная задача поправившегося человека. Именно правильный образ жизни будет являться залогом того, что рецидива заболевания не возникнет.

IV стадия рака. Никаких исключений из правил!

Согласно официальной статистике, при IV стадии онкозаболевания, как правило, погибают практически все больные. И не требуется долгих размышлений, чтобы понять: не следует пускать болезнь на самотек, дожидаться развития метастазов, поскольку при этом поражаются многие органы, в том числе мозг.

Больному необходимо рассказать, каким изменениям подвергся его организм на IV стадии болезни, объяснить, на что нужно обратить особое внимание, чтобы избежать летального исхода.

Если на первых стадиях заболевания можно допустить некоторые отступления от строгих правил лечения, то при IV стадии это исключено. Любое упущение может привести к летальному исходу. Об этом должны помнить и сами больные, и лечащие их врачи.

Лечение при IV стадии в основном состоит из лечебного голодания, приема щелочных вод с высоким водородным показателем, в том числе «живой» воды. В комплекс также входят прием внутрь состава «Долголетие» и регулярные клизмы с «мертвой» водой с добавлением настоев чистотела и полыни.

Многие онкологи и целители не имеют ясного представления о том, что на IV стадии раковая опухоль создает в органах человека свою собственную нервную и кровеносную системы и что для ее роста и развития таких веществ, как глюкоза, холестерин и кислород, требуется в 10–15 раз больше, чем на I, II или III стадии. Этот рост возможен только в кислой среде. Говорить об избыточном закислении организма даже бессмысленно. Знание законов возникновения и развития рака поможет быстрее избавиться от столь коварного врага, который готов забрать жизнь. Печально констатировать тот факт, что исключением здесь не являются и дети.

В зависимости от локализации болезни я рекомендую также следующие вспомогательные мероприятия. При раке легкого я нередко советую нюхать кедровое масло над горячей картошкой и курить сухую полынь. Улучшение наступает, как правило, через 3–5 дней, и самое интересное, — сразу поднимается водородный показатель. При циррозе печени мы назначаем прием «живой» воды с цикорием, а если его нет, с желудями. Но на это уходит 2,5–3 недели.

Применяем как вспомогательное средство и прогревания, но лишь после того как pH-показатель поднимется до 7,1 единиц.

Отдельные врачи критикуют наш метод за использование в нем голодания. Они утверждают, что это негуманно, и для некоторых пациентов слишком уж обременительно. Но Иисус Христос в 28 лет добровольно проголодал 40 дней, будучи в добром здравии. Он был абсолютно здоров! Сократ и Пифагор тоже регулярно практиковали голодание.

Лишите раковую клетку питания: глюкозы, животного белка, кислорода — и она погибнет сама! Возможно, вы захотите узнать, чем будет питаться организм. Отвечаю: «Организм будет питаться запасами холестерина, которые находятся в артериях, венах и капиллярах, запасами жира, который присутствует во многих органах человека». Одним из требуемых мероприятий во время лечения является снижение содержания холестерина в крови, которое идет параллельно с лечением. Специально организованное питание снижает уровень холестерина до 3,33 ммоль/л.

При IV стадии в переломный момент лечения онкобольной в течение 2–3 дней может испытывать сильнейшие боли, возникающие из-за имеющихся в организме метастазов, но затем боль проходит и человек идет на поправку. Обязательное условие, требующее строгого выполнения в это время, — клизмы из «мертвой» воды и настоя чистотела.

Таким образом я вылечил десятки онкологических больных. Главный вывод такой: каждый человек создает условия для появления онкологических заболеваний сам. Не многие знают, насколько крепка связь между образом жизни человека, его питанием и собственно здоровьем.

Я никогда не скрывал от пациентов, больных раком, того, что они серьезно больны (так делается в государственных больницах и поликлиниках). Человеку нужно сказать правду, чтобы затем вылечить его по методу, разработанному Центром «Долголетие». В таком случае у человека появляется возможность собрать воедино всю силу воли, терпение, целеустремленность. У него увеличивается шанс на спасение. Коротко говоря, онкологический больной может вылечиться сам. Центр «Долголетие» обучает, обеспечивает необходимыми материалами и препаратами и вносит коррективы в процесс лечения.

Особенности лечения детских онкологических заболеваний

Подход к лечению детей отличается от метода лечения взрослых. Неокрепший детский организм не в состоянии выдержать сверхнагрузок в процессе лечения. В Центре разработаны отдельные программы лечения детей и подростков.

Ключевые моменты детских программ:

1. Ребенка переводят на пищу растительного происхождения.

2. В первый месяц лечения детей их питание состоит из козьего кипяченого молока, разбавленного «живой» водой в соотношении 50/50. Это же молоко готовят и с составом «Долголетие». Если есть возможность приобрести кумыс, тоже неплохо. Водородный показатель кумыса выше, чем pH-показатель козьего молока.

3. Регулярно 1 раз в неделю делается клизма из «мертвой» воды и настоев чистотела и полыни (по 1 ст. ложке каждой из трав на 1–1,2 л воды).

4. В некоторых случаях применяются противогельминтные средства.

5. Обязательна проверка места сна ребенка на наличие геопатогенных зон.

Контроль при лечении ребенка должен быть ежедневным. Детский организм перестраивается быстрее, соответственно, быстрее проходит и лечение маленького пациента. Но внимания к процессу лечения ребенка потребуется больше. Напомню, что положительный перелом в течении онкозаболевания взрослого человека наступает при pH 7,2. Ребенку для преодоления этого барьера требуется pH не менее 7,3.

Я хочу пожелать счастья, здоровья и долголетия вам и вашим детям!

Безоперационный метод лечения кисты почки

Многие врачи при работе с больными, имеющими кисту почки, кроме оперативного вмешательства (с возможным последующим удалением почки) ничего предложить не в силах.

Чем же опасна киста? После операции она, как правило, вновь возникает либо в близлежащих тканях, либо в другой почке. Вполне логично подумать, что это заболевание нужно лечить, устраняя причину его появления.

Более 5,5% населения Беларуси страдают от серьезного заболевания — кисты почки. Причины, вызывающие кисту, остаются не совсем ясными. Медики многих стран пытаются решить этот непростой вопрос. Число заболевших людей с таким диагнозом на территории бывшего СССР неуклонно растет. А причина такова: как оказалось, после перестройки в бывшем СССР перестали известковать земли, вносить в них микроэлементы. Для питания людей стали производить сельскохозяйственную продукцию с низким pH-показателем. Продукты стали «кислыми». Население вынуждено пить такую же «кислую» воду. Эти факторы волей-неволей неуклонно снижают pH-показатель организма. Кроме того, в связи с начавшимся процессом закисления почвы заметно выросло содержание в ней вирусов, бацилл, грибков и т. п. Все это и приводит к развитию различных заболеваний почек.

Многие авторы книг и статей о здоровье задаются вопросом: «Что для организма человека полезнее — кислая среда или щелочная?» Вопрос, по моему мнению, не слишком разумный. Посудите сами, в процессе своей эволюции человек в течение 5 млн лет питался растительной пищей, то есть его кишечник и предназначен для ее переработки. Для переваривания растительной пищи требуется щелочь. Мясными продуктами человек стал питаться около 3000 лет назад. За такой короткий период времени кишечник человека не успел еще перестроиться.

Английский врач Юстина Гласс 75 лет назад доказала, что продолжительность жизни людей находится в прямой зависимости от количества употребляемой ими растительной пищи. Чем больше в нашем рационе овощей и фруктов, тем дольше мы способны прожить.

Компоненты лечения кисты почки:

1. Полный отказ от мясных и молочных блюд, яиц, водки, молочной сыворотки, лимонов, клюквы.

2. Употребление только растительной пищи с преобладанием риса, гречки, овсянки, кукурузы, перловки, морской капусты. На период лечения кисты почки рекомендовано употребление в пищу максимального количества чеснока.

3. Прием «мертвой» воды — по 170 мл (в течение 3 дней за 50 мин до еды 3 раза в день) с добавлением настоев полыни и чистотела (по 1 ст. ложке). Примечание: в «мертвую» воду можно добавить 3–4 капли пихтового масла.

4. Прием живицы (по 1 ст. ложке 2 дня подряд за 40–50 мин до еды 3 раза в день).

5. Прием «живой» воды (по 170 мл, с добавлением в воду 3%-ной перекиси водорода (15–20 мл), за 50 мин до еды в течение 2 дней).

6. Голодание — 48–72 ч (их них 36 ч — сухое).

7. Повторить все пункты.

8. После 2-го голодания (до 3–5 суток) начать прием «живой» воды с перекисью водорода.

9. После 3-го голодания (в зависимости от самочувствия) можно после 2 дней употребления «живой» воды начать прием авиационного очищенного керосина (по 10–15 капель 3 раза в день). Его можно капать на сахар или хлеб.

10. Употребляйте плоды каштана (по одному каштану утром натощак и вечером перед сном). Из них вы можете приготовить блины на козьем молоке — это способствует уменьшению размера кисты.

11. Эффективным средством лечения является настой прополиса на водке (0,5 л водки на 50 г прополиса), по 1 ч. ложке 3 раза в день.

12. Настой коры осины (желательный возраст дерева — до 5 лет) на «мертвой» воде. Применяется на окончательном этапе. Доза препарата для каждого пациента подбирается индивидуально. Нужно сказать, что этот настой — гадость порядочная, но помогает!

Киста почки уменьшается очень медленно. Вы можете поправиться через 1,5 месяца. При неполном выполнении приведенных правил у многих больных выздоровление затягивается на 5–6 месяцев. Будьте дисциплинированы!

Без надлежащего лечения при сниженном pH-показателе вашего организма (pH 5,55) киста почки может в течение 1 недели перейти в онкозаболевание. А рак лечится гораздо сложнее. Не забывайте также постоянно контролировать pH-показатель слюны и мочи.

Центр «Долголетие» успешно лечит кисту почки и обеспечивает необходимыми препаратами и материалами граждан Беларуси, России, Украины, Молдавии и Казахстана.

Рак — это не приговор. Вы должны лечиться!

Прошло более 40 лет после начала лечения первых онкобольных в нашем Центре. Время показало, что мы находимся на правильном пути. Смена режима питания, в частности, переход на растительную пищу, отказ от животного белка и сахара, приводит к излечению. Но большое значение здесь имеет прием «живой» воды и состава «Долголетие». Эти компоненты необходимы для повышения (и удержания на должном уровне) водородного показателя организма. Различные воспалительные процессы, инфекционные заболевания, переохлаждения и агрессивные химические вещества могут послужить толчком к возникновению очагов рака. По этой причине на протяжении всей книги я акцентирую ваше внимание на жизненно важном водородном показателе. Это главный и единственный герой нашего разговора.

Не давайте онкологическим заболеваниям ни единого шанса: хотя бы 1 раз в неделю делайте (на 2-й день голодания) клизму из «мертвой» воды с чистотелом или полынью. Вы все еще надеетесь на методы традиционной медицины, на больницы и хирургов? Но... думая таким образом, вы рискуете дожить до того дня, когда точки возврата уже не будет. Подумайте об этом, если что-то изменить еще не поздно! В своей жизни я получил около

7 предсмертных записок. Их написали умирающие от рака люди. Они очень сожалели, что не поверили мне и не последовали моим советам. И их слова вызывают самые горькие чувства.

Вы должны и обязаны задействовать в тяжелой борьбе с недугом весь свой возможный потенциал, отдать все свои силы — и остаться в живых. Я очень люблю вас и поэтому предупреждаю о необходимости быть осторожными и внимательными. Рак — смертельный враг, и относиться к нему надо как к опаснейшему из врагов. Все ужасы этой болезни 22 года назад я прошел и испытал лично на себе. Но ведь я сделал все возможное и победил. Значит, рак — уже не приговор. Добейтесь победы, вы тоже это можете!

В течение года мои врачи не говорили мне, что я болен раком. Об этом я догадался сам. Как видите, сейчас я пишу эту книгу. При этом после избавления от моей болезни прошло уже 22 года. Не допускайте развития онкологического заболевания. Уже сегодня о наличии в организме раковых клеток можно узнать заблаговременно. При поднятии водородного показателя организма до 7,2 единицы раковая клетка прекращает свое существование. Но нужно сказать, что при IV стадии болезни добиться такого эффекта непросто. Конечно, бывают случаи, когда времени на поднятие водородного показателя попросту не остается. Однако человек — индивидуален, и у каждого этот процесс протекает по-разному. Я мог бы привести много конкретных примеров, когда пациенты нашего Центра побеждали рак. За 40 лет своей работы с онкобольными в центре «Долголетие» я никогда не наблюдал одинаковых или даже похожих случаев заболевания раком — настолько мы разные. Большое значение имеет также местоположение опухоли. От этого обстоятельства во многом зависит и подход к лечению.

Список других заболеваний

Наш метод способен побороть не только рак, но и сахарный диабет, и другие сложные заболевания. На I стадии онкообразования рак и сахарный диабет практически неразличимы. Диагноз «сахарный диабет» устанавливается по наличию избыточного количества сахара в крови. Наибольшую сложность для лечения представляют опухоли мозга. Это связанно с тем, что проведение тестов для проверки клеток мозга крайне проблематично.

Бывают ситуации, когда врачи-онкологи и сами заболевают раком. А онкологическому заболеванию может сопутствовать и сахарный диабет. Тогда в первую очередь мы проводим курс лечения рака, а затем, через 3–4 месяца, беремся и за сахарный диабет. Полное выздоровление наступает через 6–8 месяцев. Я могу с уверенностью сказать, что при соблюдении определенных правил повторных случаев заболевания у пациентов Центра «Долголетие» не было никогда. Хочу лишь отметить, что наиболее сложными с точки зрения лечения я считаю рак мозга, саркому и онкозаболевания у полных людей.

Рак и СПИД: подход один. Организация лечебной базы

СПИД стал известен людям не более 20 лет назад. По сравнению с онкологическими болезнями это заболевание «молодое». Но распространение СПИДа, так же как и смертность от него, характеризуются геометрической прогрессией. И если СПИД не остановить всеобщими усилиями, вымрут и останутся лишь в исторических воспоминаниях целые нации, страны и государства. Что мы можем сделать, чтобы остановить распространение СПИДа и подобных ему смертельных заболеваний?

Свое рассуждение я начну с вопросов элементарных. На что мы, люди всей Земли, надеемся? А надеемся мы на то, что кто-то вдруг придет и решит все наши проблемы. Мы можем также возлагать все наши надежды на быстрое развитие медицины (даже если это произойдет в какой-то отдельно взятой стране). Но на данном этапе современная медицина из 2500 известных человечеству заболеваний способна эффективно противостоять лишь 183,5 из них (это 17,3% от их общего количества). В какой-то стране медики способны лечить до 7,3% известных заболеваний, в другой, допустим, побольше – до 8,1%, но ведь суть от этого не меняется. Знаем мы мало, развиваемся слишком медленно, и работы для докторов будет много всегда. Не существует успешно функционирующих программ профилактики таких заболеваний, как мочекаменная болезнь, различные болезни глаз, сложные системные заболевания, сердечно-сосудистые (от них умирает до 54% населения планеты).

Вывод напрашивается сам собой: каждый человек должен укреплять свое здоровье самостоятельно. Неспроста в ходу популярная поговорка: «Подальше от врачей — дольше проживешь». Заметьте, что сами доктора обращаются к своим же коллегам по цеху очень неохотно. У меня всегда было много друзей и знакомых среди врачей. Это прекрасные люди, это мои друзья, это хорошие специалисты. Но так уж получается, что очень многие из них умирают, не дожив и до 70 лет. Так чему они могут нас научить? Есть устойчивое подозрение, что чего-то самого важного они все-таки не знали. Несколько моих знакомых врачей погибли под ножом таких же врачей-хирургов. Лично я дал себе клятву: в ясном сознании под нож не ложиться.

В странах бывшего СССР наблюдается кризис системы здравоохранения. Это не лично чья-то вина. Кризис возник по вине самой системы. Подходы и отношение к работе нужно обязательно менять. Каким образом и что? Хороший вопрос! В правительстве не слишком жалуют инициативных людей. Складывается впечатление, что там никто не ждет новых предложений, свежих идей. Я внес свое предложение о новом методе лечения раковых заболеваний. Мы хорошо знаем о печальной статистике смертности от этой болезни. Мы знаем о причинах возникновения рака. Теперь мы знаем, что эффективный метод лечения онкологических заболеваний существует уже около 40 лет. Но как внедрить этот метод, этот уникальный подход к лечению рака в повсеместную практику? Как обучить персонал? Кто расскажет об этом методе самим больным?

В мединститутах дисциплины, изучающий мой метод, суть которого заключается в повышении pH-показателя всего организма человека, нет, и, судя по всему, в ближайшие десятилетия не будет. В сельскохозяйственных академиях и институтах эта тема изучается, но все знания, полученные в этих учреждениях, пойдут на благо сельского хозяйства. А я хочу спасать людей!

После развала Советского Союза фундаментальная научно-исследовательская работа прекращена даже в сфере космических технологий. Причина проста — отсутствие финансирования. Но для чего начинать рассуждения о космических технологиях, если и без них доказано, что ведение человеком определенного образа жизни, соблюдение некоторых правил питания и оптимального водного режима может продлить его жизнь на 35–120 лет? Знание этих законов позволило всем пациентам нашего Центра избежать смерти от онкологических и многих других заболеваний. Мы не скрываем результатов своей работы. Мы пропагандируем свой метод. Но официальная медицина пока глуха к нашим достижениям.

Наши пациенты, прошедшие все круги ада, состоящие из операций, химиотерапии и облучения, обращаются в Центр «Долголетие» и начинают корить себя за потерянное в ходе «стандартного» лечения время и здоровье. О существовании уникального в своем роде метода знает так мало людей! Мы излечиваем до 98,5 % обратившихся к нам. Как я уже говорил, трудно, а порой и невозможно помочь лишь тем заболевшим, чей pH-показатель снизился до 5,6 единиц. Невозможно помочь также тем, кто не готов или не желает соблюдать основные правила лечения нашего Центра. В течение года из этой категории заболевших к нам обращается не более 2–3 человек. В свою очередь, детям мы не отказываем никогда.

Сейчас мы поговорим о свойствах онкологических болезней и СПИДа, которые характерны как для одного, так и для другого заболевания. Здесь мы можем проследить одну общую закономерность: при этих заболеваниях изменяются показатели крови, лимфы, слюны, мочи, выдыхаемого воздуха. Контроль показателей крови, к примеру, возможен по 110 пунктам. При таких заболеваниях, как рак и СПИД, из них заметно изменяются 9–11 показателей. Непосредственно в числе этих показателей имеются основные и второстепенные. Основной контроль мы ведем по 2 показателям — СОЭ и рН-показателю. По СОЭ оценивается тенденция к снижению водородного показателя, измерение рН-показателя лучше всего подходит для подтверждения обратного процесса.

С 29 по 31 января 2007 г. в Москве проходил съезд врачей, собравший представителей разных стран, входивших в состав бывшего СССР. Были приглашены также коллеги из зарубежных государств. Так вот, в докладе Юлианы Сахар, доктора медицинских наук, занимающейся проблемами СПИДа, было четко отражено, что вируса СПИДа до сих пор не обнаружено. Приходим к выводу, что вируса СПИДа не существует. Но истинным открытием являлся следующий факт: течение этого заболевания сопровождается характерными для рака изменениями со стороны показателей лимфы, крови, мочи, слюны и других жидкостей организма. Это открытие! Следовательно, метод лечения раковых заболеваний нашего Центра идеально подходит в применении к такому заболеванию, как СПИД.

Будущее человечества: расцвет или закат великой цивилизации?

Предсказание народа майя. Территория проживания древней народности майя — Южная Америка. Материальные свидетельства ее существования сохранились и найдены в наши дни в больших каменных сооружениях, пирамидах. Источником ценной информации об этой народности служат также календари неизвестных систем, образцы их письменности. Их письмена сохранились на стенах закрытых помещений, на специальных плитах. Но в полном объеме расшифровать и прочесть их никому не удалось до сих пор.

В легендах говорится, что в допотопные времена некоторые представители народности майя были знакомы с атлантами. Этот факт в некоторой мере дает объяснение их хорошим познаниям в астрономии. В документе, обнаруженном одним из английских археологов XIX в., предвещается, что конец всей человеческой цивилизации приходится на 24 декабря 2012 г. Чтобы подтвердить или опровергнуть истинность этого утверждения, я обратился за помощью к астрономам. Насколько правдоподобен полученный прогноз и существуют ли какие-либо теоретические обоснования для вероятной, или даже неизбежной, с точки зрения майя, гибели всей человеческой расы?

Мнения ученых по данному вопросу расходятся. Некоторые из них видят причину возможной катастрофы в столкновении Земли с одним из пяти больших тел Солнечной системы, включая Луну. Событие, разворачивающееся по такому сценарию, способно погубить на Земле все живое. Однако в течение огромного временного отрезка продолжительностью 10 000 лет ничего подобного не наблюдалось. Да и сама пророческая запись была сделана около 3000 лет назад, задолго до рождения Иисуса Христа. Возможность столкновения Земли с Луной также маловероятна. Совершая один оборот вокруг нашей планеты, этот спутник Земли приближается к нам лишь на 4 см. Но не будем забывать о таких малоизученных явлениях, как болиды, кометы, астероиды, которые появляются в нашей Галактике по самым разным причинам.

Проанализируем ситуацию с «черными дырами». Солнце расположено на 33-м витке торсионного слоя от Центра космических масс (ЦКМ). Это расстояние слишком велико, чтобы стать поводом для волнений. Космические тела попадают в ЦКМ («черная дыра»), как правило, с ближайших к нему торсионных слоев. И так как наша Солнечная система находится на значительном отдалении от ЦКМ, на «отшибе», риск попадания Земли в ЦКМ можно в расчет не брать.

Угроза исчезновения человечества ни в одной из стран мира всерьез не воспринимается. Исследования по этому вопросу не ведутся. Таким образом, всем нам остается лишь ждать, чтобы убедиться в ошибочности этого предсказания. Или... Кто знает? Поживем — увидим! До указанной в пророчестве даты осталось всего 4 года.

Но вернемся к причинам исчезновения самой народности майя. По сравнению с европейцами, овладевшими письменностью всего 600–700 лет, письменность майя появилась более 3,5 тыс. лет назад. Следовательно, майя — одна из самых цивилизованных народностей мира. Но не забывайте, что эпоха майя — это рабовладельческий строй. В те времена существовал следующий ритуал поклонения Солнцу: в течение 4 дней, в период весеннего равноденствия, правители майя приносили в жертву богу Солнца 4000 мужчин. Они погибали по 1000 в день. Ритуал проводился ежегодно, и за 100 лет было убито более 400 000 человек.

Для принесения в жертву избранного мужчины его жена должна была дать свое согласие, скрепленное печатью. После свершения обряда женщина и ее дети считались свободными.

Правители и жрецы, преследуя свои личные интересы (желание иметь как можно больше женщин), не говорили простым людям о том, что мужчин, выбранных для жертвоприношения, попросту убивают. Народ майя верил в то, что жертва улетает к Солнцу. В действительности же происходило страшное: мужчины со связанными руками отправлялись по коридору к вершине ритуальной пирамиды. Предполагалось, что отсюда они должны будут взлететь к Солнцу. Но по пути к богу Солнца человек получал от помощника жреца мощный удар камнем по голове. Далее людей с отрубленными руками бросали в низ пирамиды. Жертвы этого массового убийства не имели возможности увидеть, что именно происходит с впереди идущими людьми. Они шли навстречу своей смерти. Пирамиды бога Солнца хранят свои тайны до сих пор.

Взрослых мужчин становилось все меньше, и женщины обратили свой взгляд на мальчиков-подростков. Для придания происходящему хоть какого-то вида соблюдения приличий придумывались различные игры («Девятка» и т. п.). По желанию или же по очередности в ходе игры подбирались пары. Такие своего рода свидания организовывались по субботам. Если какая-то из женщин не получала после «игры» желаемого удовлетворения, она имела право сократить время своего пребывания в очереди. Последующие свидания с подростком могли состояться уже не только в субботу, но и в среду. Дети, рожденные в результате подобных встреч, также считались свободными гражданами.

В придуманных майя сексуальных играх принимали участие очень многие. Это привело к широкому распространению ряда инфекционных заболеваний: гонореи, кандидоза, сифилиса и др. А поскольку нехватка мужского населения только увеличивалась, некоторые женщины начали удовлетворять свои сексуальные потребности с отдельными видами обезьян. Таким образом некоторые инфекции, до определенных пор свойственные лишь человеку, смогли получить свое распространение и среди обезьян (обращаю ваше внимание на то, что именно обезьяны стали источником распространения СПИДа в наши дни!). Как результат ведения нездорового образа жизни, народность майя постепенно вымерла...

От рака люди умирают во всех странах. Желающим и имеющим возможность принять участие в строительстве первого Международного центра онкологии на границе России и Беларуси даем реквизиты для перечисления средств. Средства необходимы на отвод земель, проектные работы, экспертизу проектов, реконструкцию существующих зданий и сооружений, проектирование и строительство жилья и производственных площадей с инженерными сетями, содержание дирекции строительства. Средства можно перечислить в евро, долларах США и российских рублях.

Российские рубли
Реквизиты банка
Получатель — Руднянское ОСБ № 5657
Среднерусского банка СБ РФ
Расч./сч. — 303 01 810 0 59 00 6005 918
ИНН — 77 07 08 38 93
Банк получателя — Смоленское ОСБ № 8609
г. Смоленска
К./сч. — 301 01 810 000 000 000 632
БИК— 046 614 632
№ счета — 426 078 102 591 801 807 17

Иностранная валюта

Реквизиты Руднянского ОСБ № 5657
для осуществления переводов
в иностранной валюте

SWIFT-код – SABRRUM3
SAVINGS BANK
OF THE RUSSIAN FEDERATION
(SREDNERUSSKY OFFICE, MOSCOW)
BRANCH 5657, RUDNA'

Доллары США, счет – 30301 840 3 59 006 005918
№ счета: 426 078 409 591 801 800 61
Евро, счет – 30301 9789 59 006 005918
№ счета – 426 079 788 591 800 000 29

ОТ АВТОРА

Лаппо Евгений Алексеевич

ЛЕЧЕНИЕ РАКА.
Новые перспективы

Ответственный за выпуск *С. С. Раимов*
Ведущий редактор *О. В. Катанугина*
Корректор *Л. Г. Алёшичева*
Оформление и верстка *К. Б. Муганлинский*

Подписано в печать 08.02.16. Гарнитура PeterburgC.
Формат 84×108 $^1/_{32}$. Усл. печ. л. 5,88. Печать офсетная.
Тираж 2000 экз. Заказ № 34.36

ООО «Издательство «ДИЛЯ»
198095, Санкт-Петербург, Митрофаньевское ш., д. 18 лит. «Ж».

Отпечатано по технологии CtP
в ООО «СЗПД-ПРИНТ».
188300, Ленинградская обл., г. Гатчина, ул. Железнодорожная, 45 Б.